作者：JC

台灣 台北市

自十八歲起研習武術長達十二年，接觸過中國武術，柔道，合氣道，空手道，泰拳與散打，最終在英國找到最符合心目中長久追求的實用武術 以色列格鬥術，並在英國研習兩年後回台。目前在台灣以推廣實用防身術為己任，希望能夠透過推廣防身術的學習讓弱勢者有能力保護自己，保護家人，最終進而保護任何不認識但需要被幫助的人。

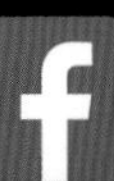

TDC 台灣實戰防身術教室

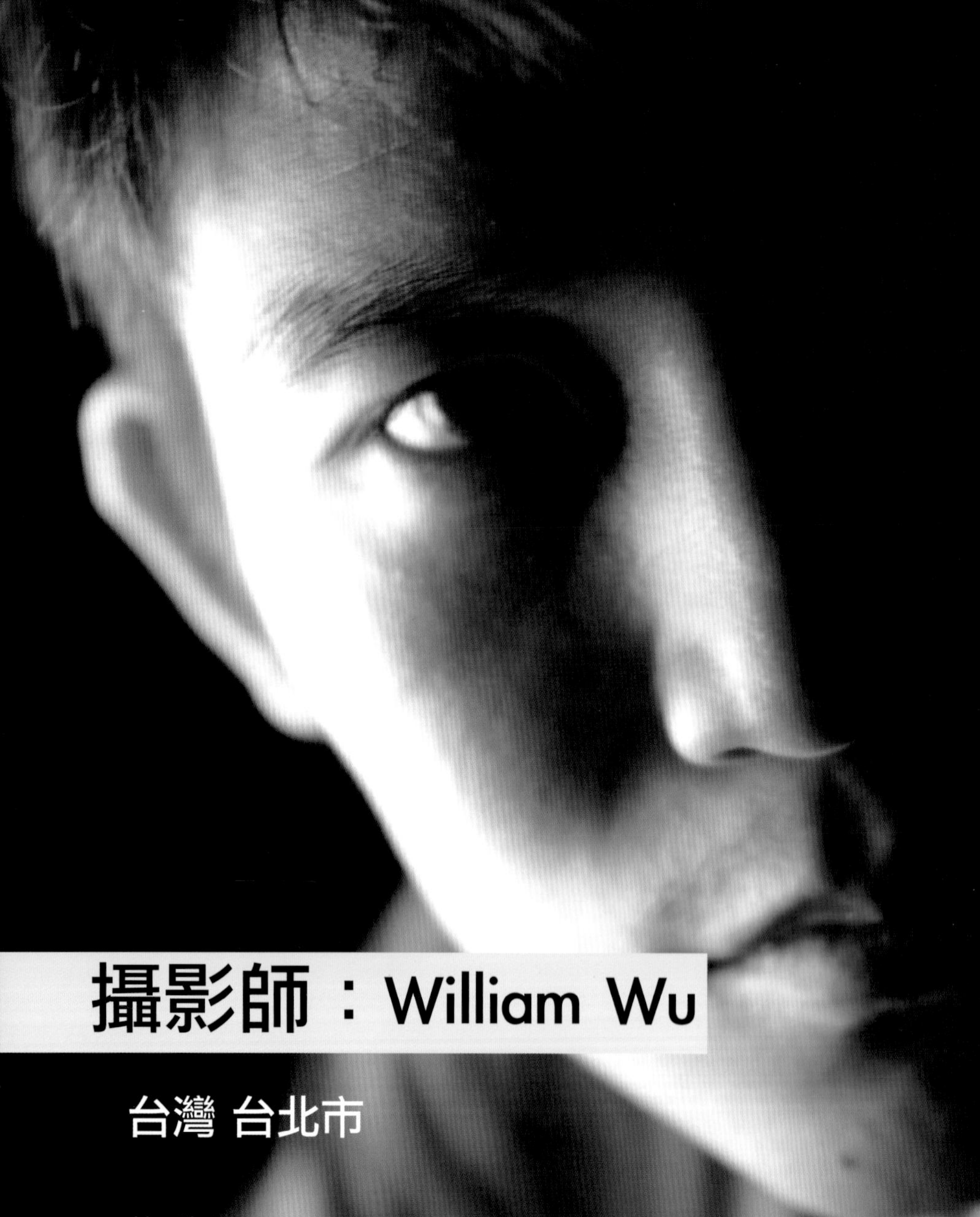

攝影師：William Wu

台灣 台北市

熱愛攝影，喜愛影像，經歷包含商業攝影及人像攝影。

現為接案攝影師。

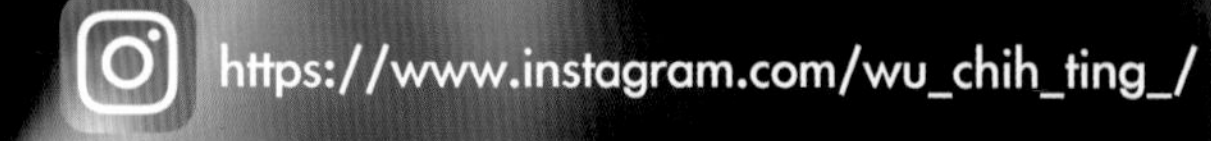

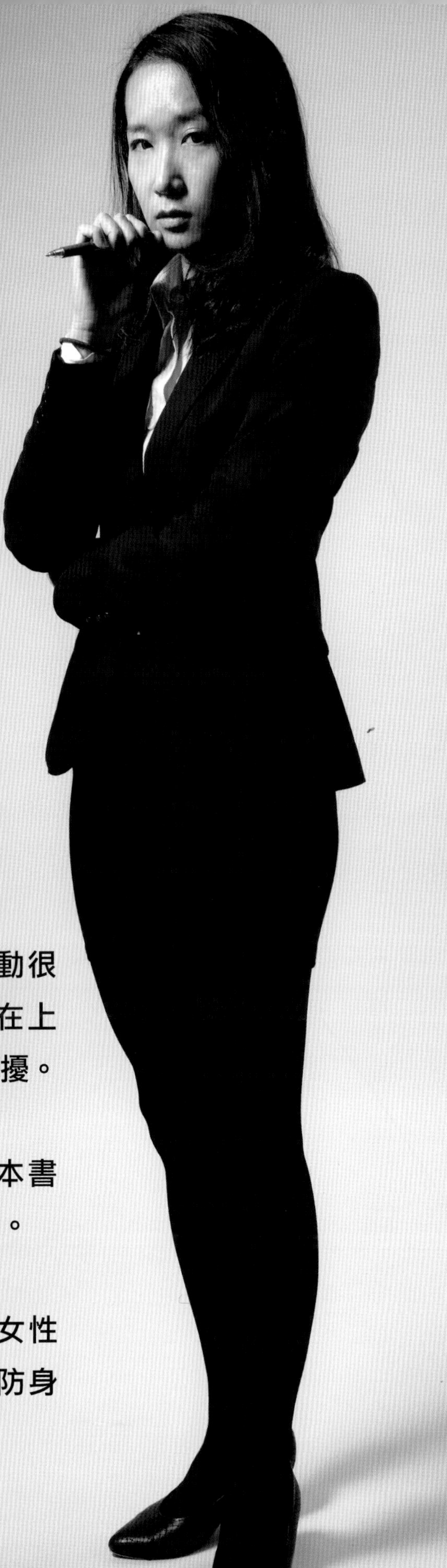

IKEA

粉領上班族

台灣 台北市

我從小就對各種運動很有興趣！之前也曾在上班途中遭遇過癡漢騷擾。

這次很榮幸能夠在本書擔任模特兒示範動作。

希望這本書能夠為女性朋友們帶來正確的防身知識！

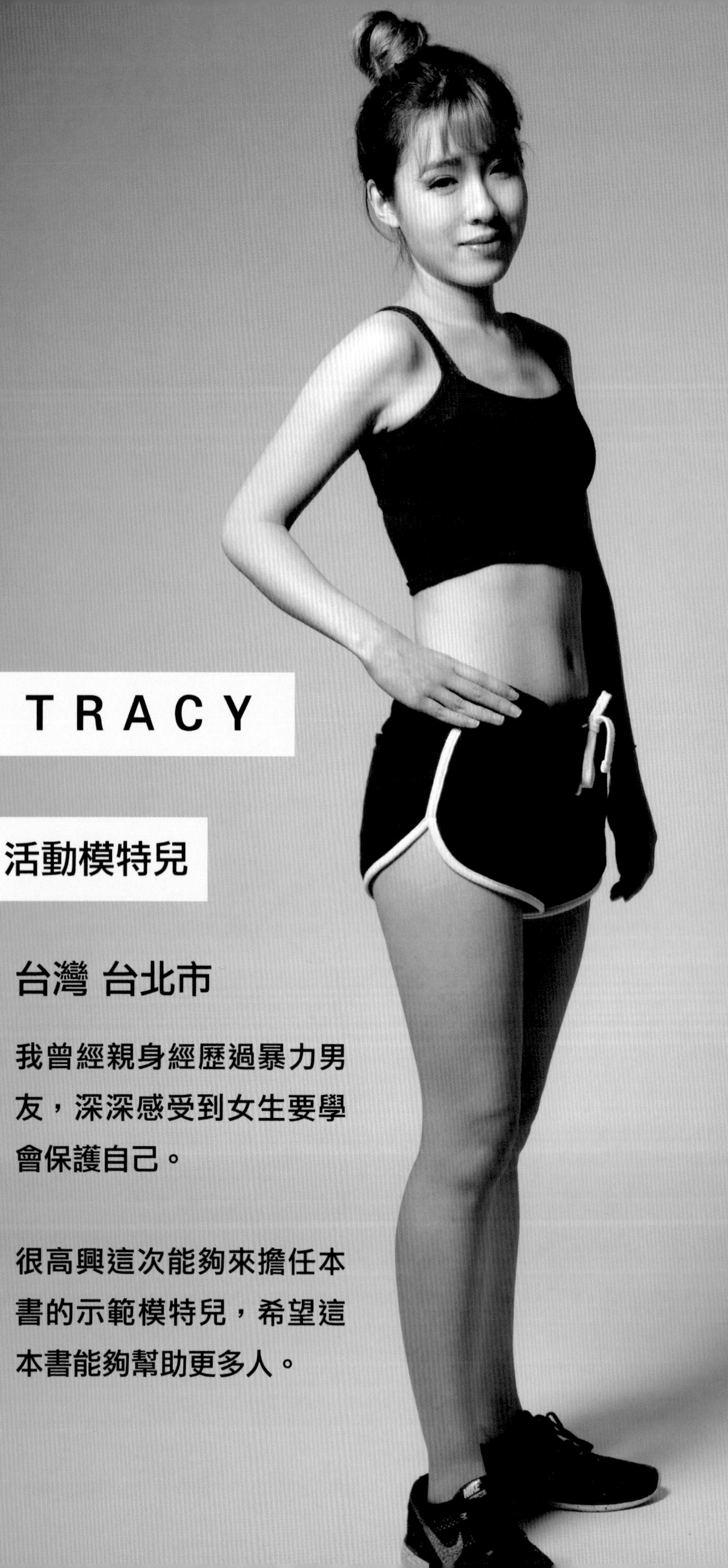

TRACY

活動模特兒

台灣 台北市

我曾經親身經歷過暴力男友，深深感受到女生要學會保護自己。

很高興這次能夠來擔任本書的示範模特兒，希望這本書能夠幫助更多人。

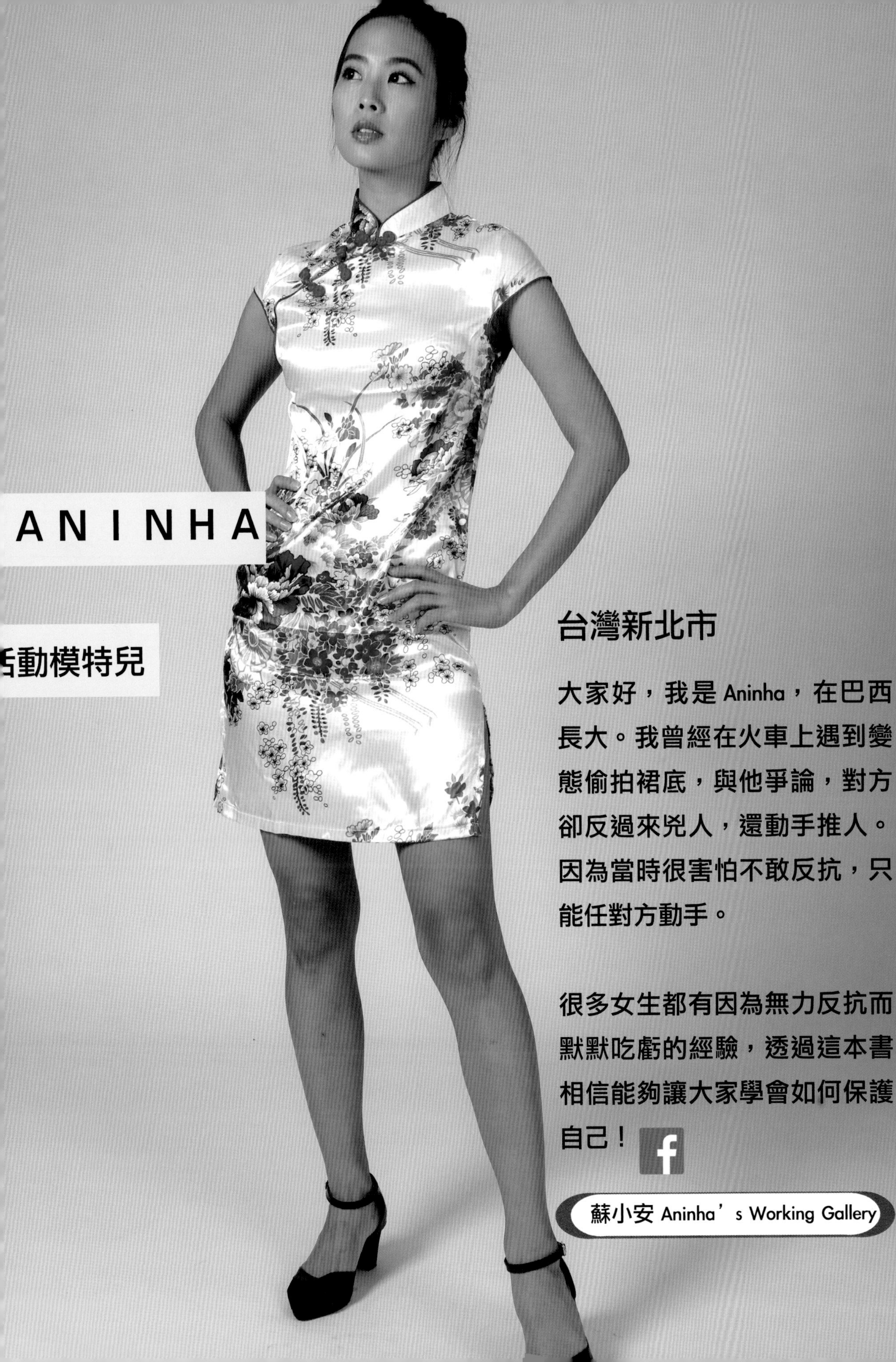

ANINHA

活動模特兒

台灣新北市

大家好，我是 Aninha，在巴西長大。我曾經在火車上遇到變態偷拍裙底，與他爭論，對方卻反過來兇人，還動手推人。因為當時很害怕不敢反抗，只能任對方動手。

很多女生都有因為無力反抗而默默吃虧的經驗，透過這本書相信能夠讓大家學會如何保護自己！

蘇小安 Aninha’s Working Gallery

序

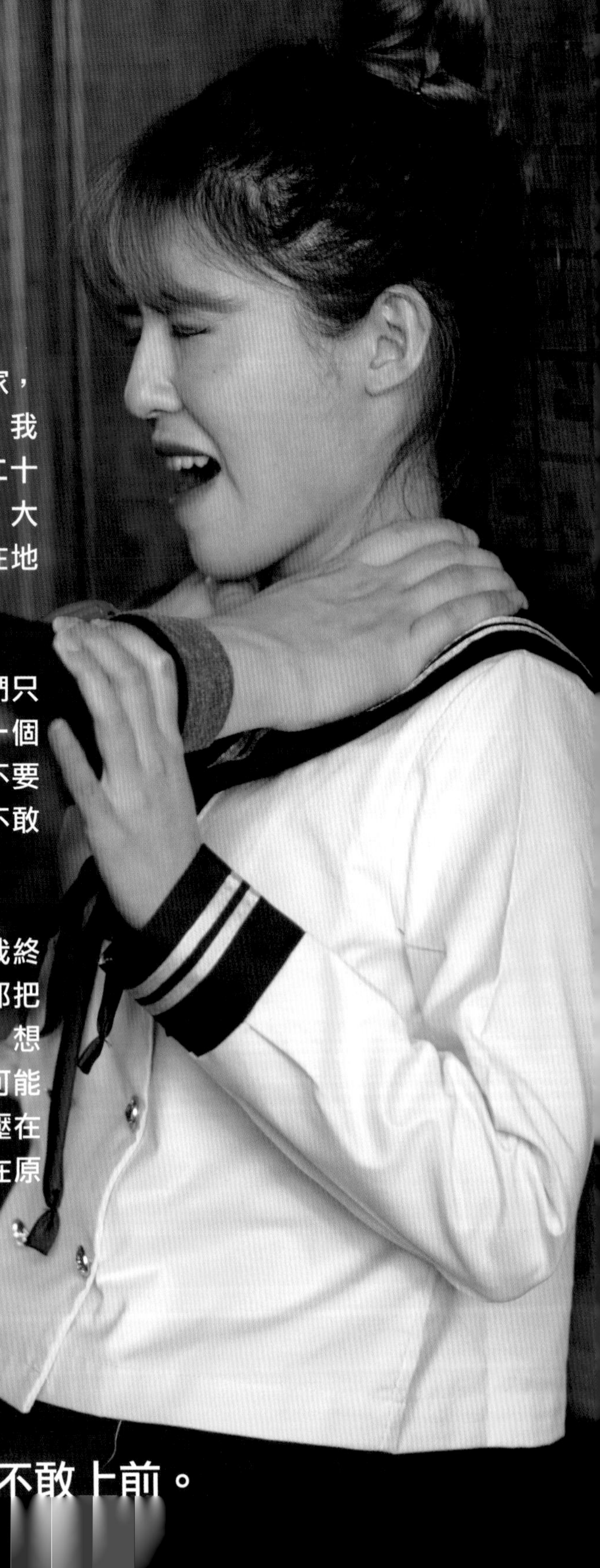

記得小學六年級的時候，有一次放學回家，在我家樓下的騎樓看到一群人圍在那兒，我也好奇的湊上去看。走近一看，是一個二十幾歲的男子兩隻手掐著一個女生的脖子，大吼：『為什麼要跟我分手！！』女生跪在地上一直哭。

旁邊圍觀的群眾不乏高大的男子，但人們只是一直說：『不要這樣子啦！』卻沒有一個人上前阻止。我想上前幫忙，但又受到不要多管閒事，以免惹禍上身的教育束縛，不敢上前。

過了十幾分鐘後，仍沒有人出手幫忙，我終於忍不住了。我衝上樓，回到家拿了我那把玩具武士刀，再衝下樓決定要跟他拼了！想不到我到樓下的時候，警察已經來了，可能是群眾中有人報警吧。警察把那個男的壓在地上，一輛警車護送女生離開。而我站在原地，感受到前所未有的無力和恥辱。

為什麼我會這麼沒用？

因為弱，所以沒有勇氣？

因為不知道該怎麼做，所以不敢上前。

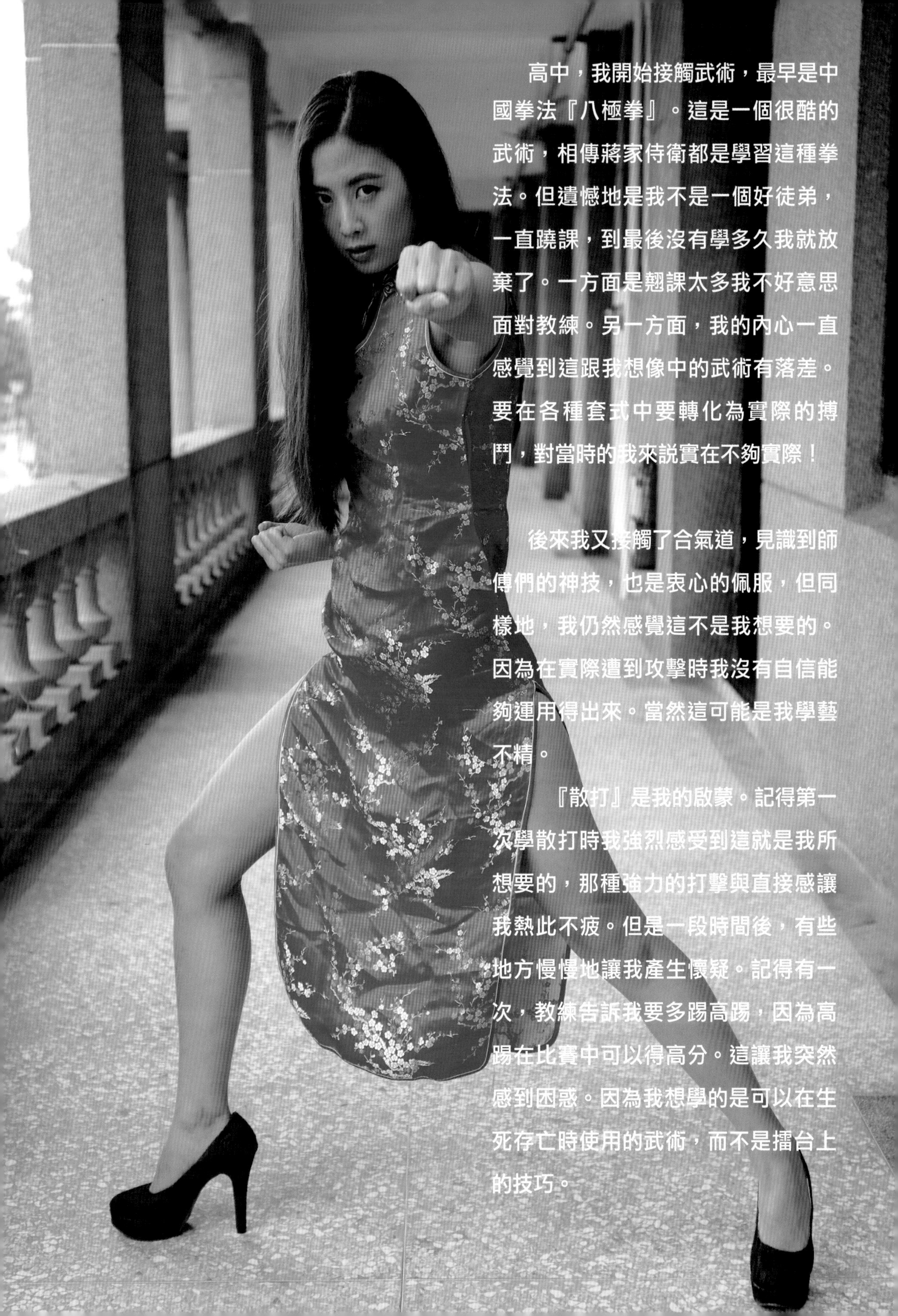

高中，我開始接觸武術，最早是中國拳法『八極拳』。這是一個很酷的武術，相傳蔣家侍衛都是學習這種拳法。但遺憾地是我不是一個好徒弟，一直蹺課，到最後沒有學多久我就放棄了。一方面是翹課太多我不好意思面對教練。另一方面，我的內心一直感覺到這跟我想像中的武術有落差。要在各種套式中要轉化為實際的搏鬥，對當時的我來說實在不夠實際！

後來我又接觸了合氣道，見識到師傅們的神技，也是衷心的佩服，但同樣地，我仍然感覺這不是我想要的。因為在實際遭到攻擊時我沒有自信能夠運用得出來。當然這可能是我學藝不精。

『散打』是我的啟蒙。記得第一次學散打時我強烈感受到這就是我所想要的，那種強力的打擊與直接感讓我熱此不疲。但是一段時間後，有些地方慢慢地讓我產生懷疑。記得有一次，教練告訴我要多踢高踢，因為高踢在比賽中可以得高分。這讓我突然感到困惑。因為我想學的是可以在生死存亡時使用的武術，而不是擂台上的技巧。

英國生活的時，我去上泰拳課。泰拳跟散打其實很類似，格鬥技巧一方面讓我癡迷，但另一方面也讓我強烈感受到白人與東方人體格上先天的差異。他們的一個側踢就可以輕鬆把 80 公斤的我踢飛。如果我們同樣在練習這些格鬥技巧，我不可能取勝，更遑論一般大眾。那時候我對武術的質疑到了極點。武術應該是能夠讓一般大眾學習如何有效保護自己，而不是比賽場的表演，或是不實際的酷炫技巧。

因緣巧合的，我接觸到了『以色列格鬥術』，原名叫『Krav Maga』。這是以色列軍方在戰場上所使用的武術，強調的就是以最有效率的方式擊倒敵人，這正是我想追求的。在比賽場，你會看到不可以踢人下體，不可以使用武器的規定。但在街頭，這些方式卻是最有效保護自己的方式。因為我有散打和泰拳的背景，所以我學習以色列格鬥術很快就上手，其實基本技巧差異不大。重要的是觀念的改變。

武術應該是能夠讓一般大眾學習如何有效保護自己，而不是比賽場的表演，或是不實際的酷炫技巧。

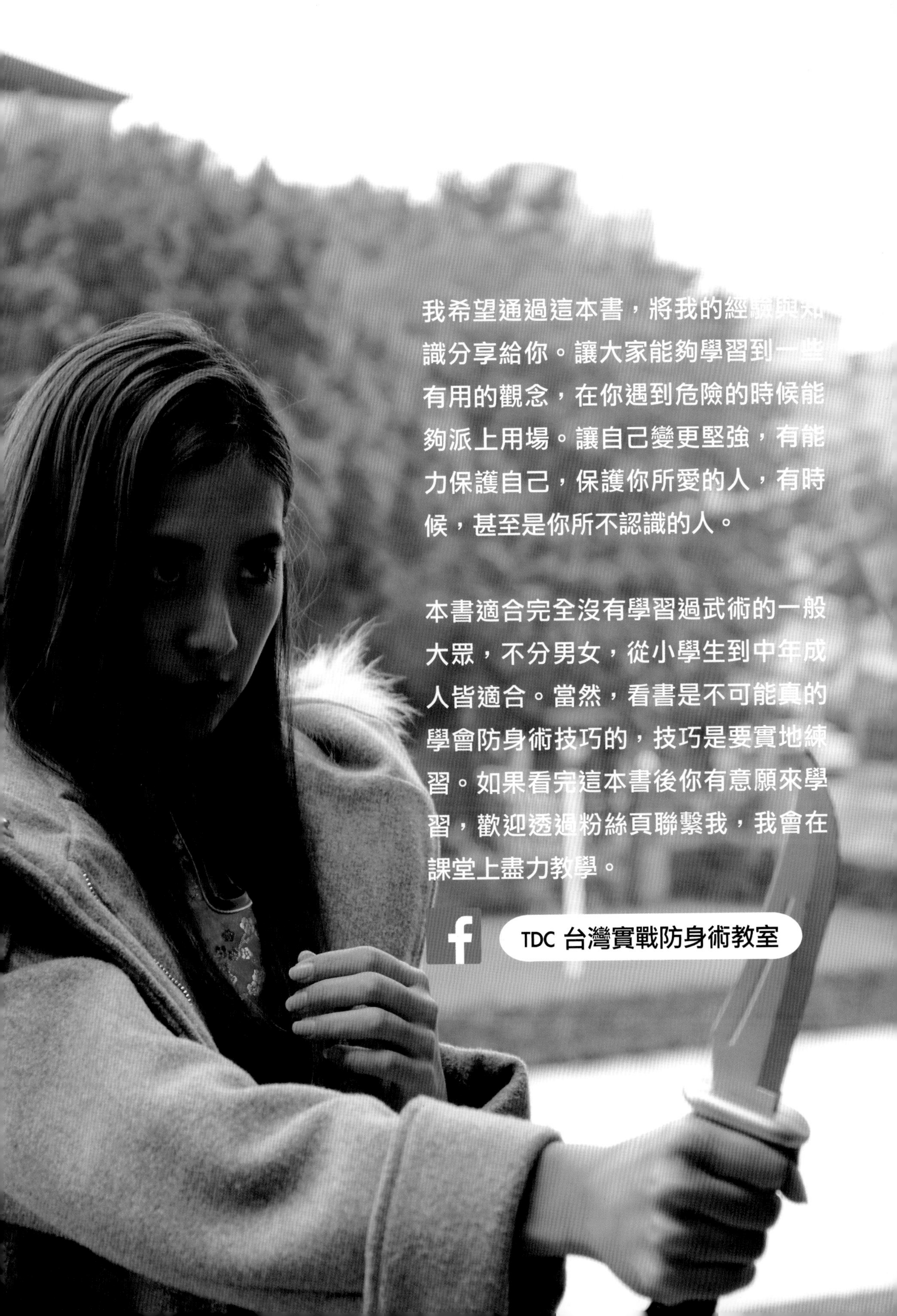

我希望通過這本書，將我的經驗與知識分享給你。讓大家能夠學習到一些有用的觀念，在你遇到危險的時候能夠派上用場。讓自己變更堅強，有能力保護自己，保護你所愛的人，有時候，甚至是你所不認識的人。

本書適合完全沒有學習過武術的一般大眾，不分男女，從小學生到中年成人皆適合。當然，看書是不可能真的學會防身術技巧的，技巧是要實地練習。如果看完這本書後你有意願來學習，歡迎透過粉絲頁聯繫我，我會在課堂上盡力教學。

f TDC 台灣實戰防身術教室

Chapter 1

戰鬥姿勢與基本戰鬥技巧 P.13

Chapter 2

隨處可見的防身武器 P.37

Chapter 3

可能遇到的危險情境模擬 P.53

Chapter 4

選擇適合自己的防身武器 P.87

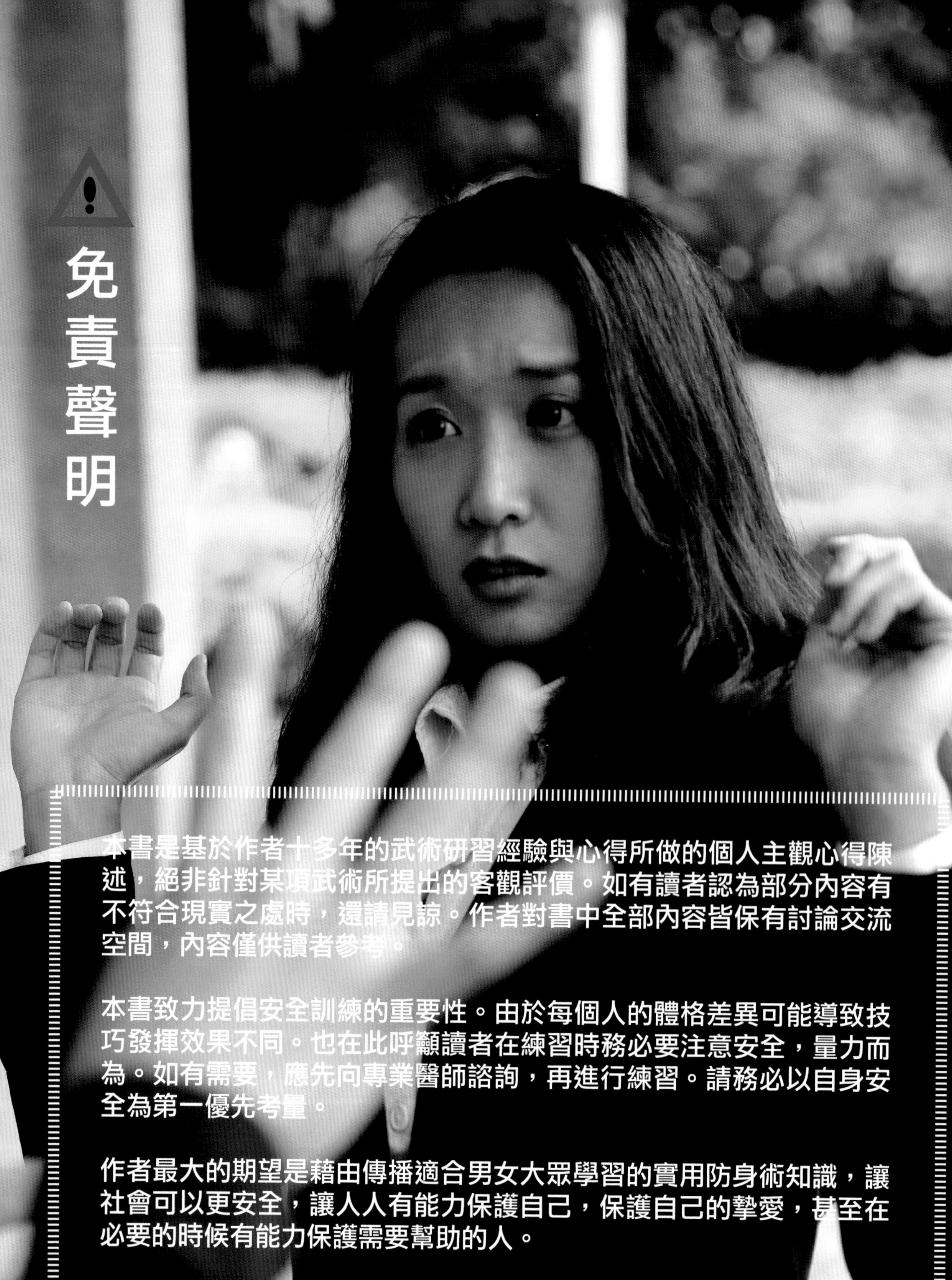

免責聲明

本書是基於作者十多年的武術研習經驗與心得所做的個人主觀心得陳述，絕非針對某項武術所提出的客觀評價。如有讀者認為部分內容有不符合現實之處時，還請見諒。作者對書中全部內容皆保有討論交流空間，內容僅供讀者參考。

本書致力提倡安全訓練的重要性。由於每個人的體格差異可能導致技巧發揮效果不同。也在此呼籲讀者在練習時務必要注意安全，量力而為。如有需要，應先向專業醫師諮詢，再進行練習。請務必以自身安全為第一優先考量。

作者最大的期望是藉由傳播適合男女大眾學習的實用防身術知識，讓社會可以更安全，讓人人有能力保護自己，保護自己的摯愛，甚至在必要的時候有能力保護需要幫助的人。

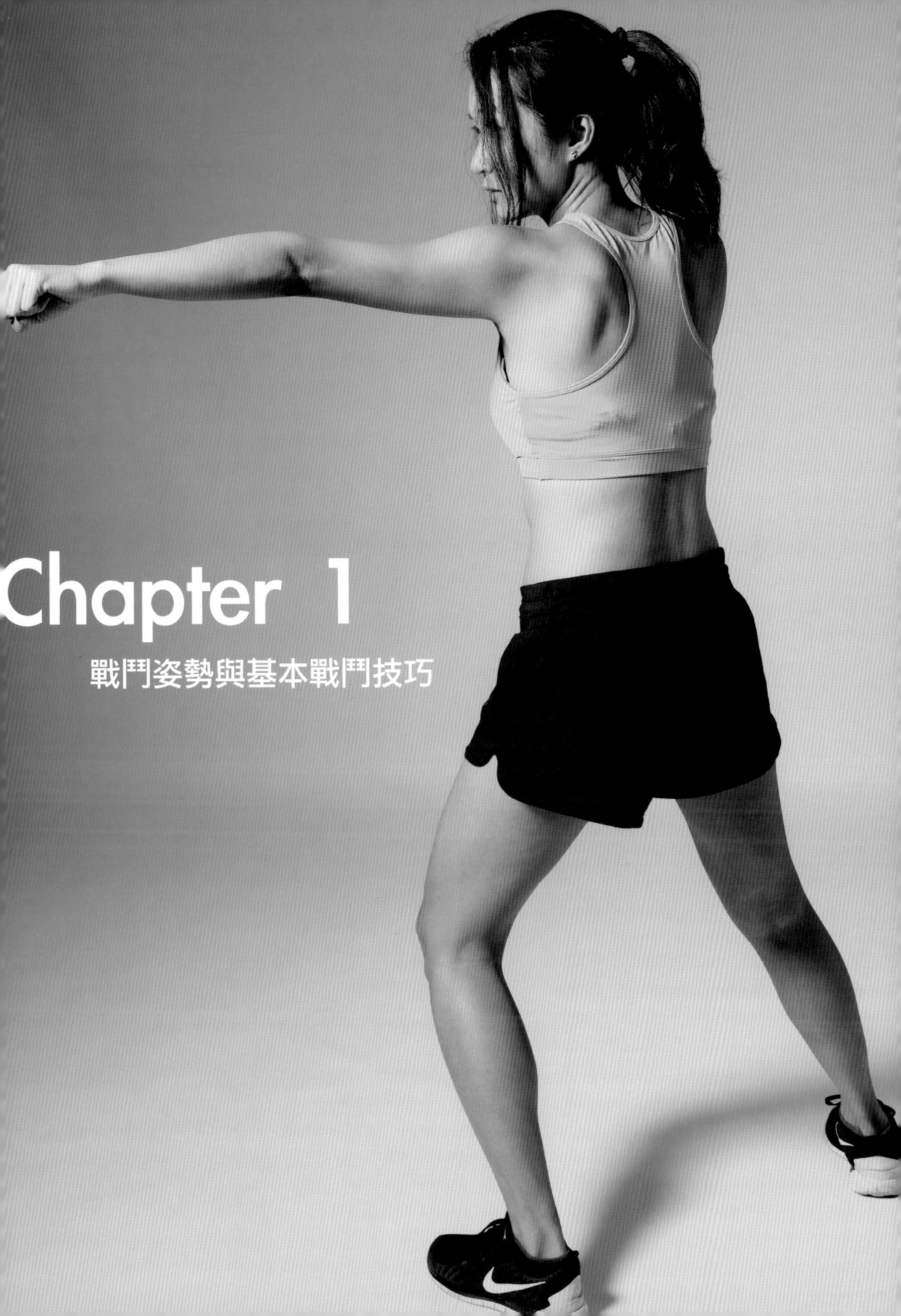

Chapter 1

戰鬥姿勢與基本戰鬥技巧

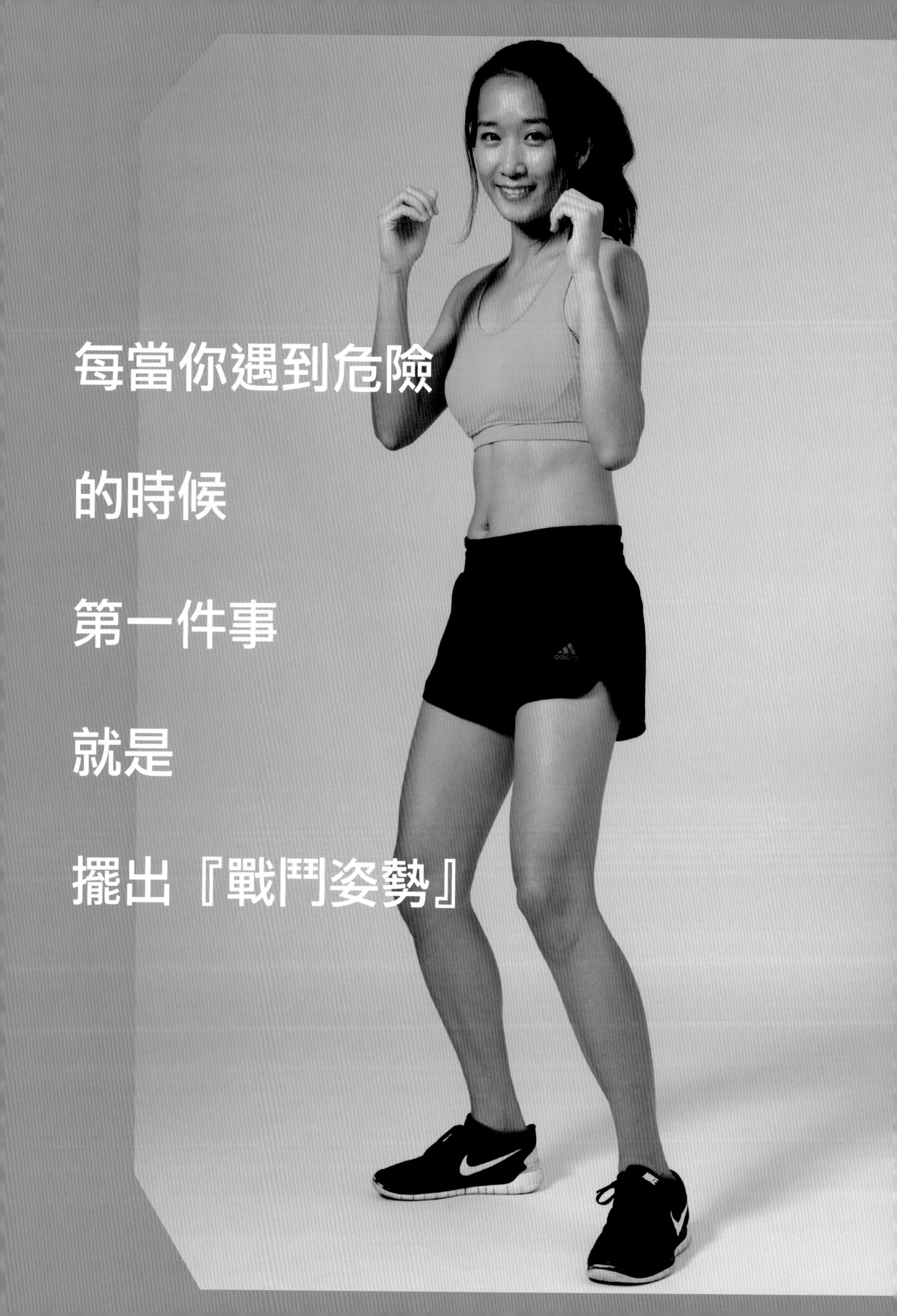
每當你遇到危險
的時候
第一件事
就是
擺出『戰鬥姿勢』

以色列格鬥術 是『戰場格鬥術』。其所強調的是最適合的姿勢，最有效巧就是最好的技巧。但一切的技巧仍然會始發於基本姿勢，因為基本戰鬥姿勢可以讓你更快產生反射動作，更好的出力給予對方打擊或是更敏捷的閃躲敵人的攻擊。

總之，每當你遇到危險的時候，第一件事就是擺出戰鬥姿勢。

① 如何握拳？握拳時，要先握四指，再握拇指。

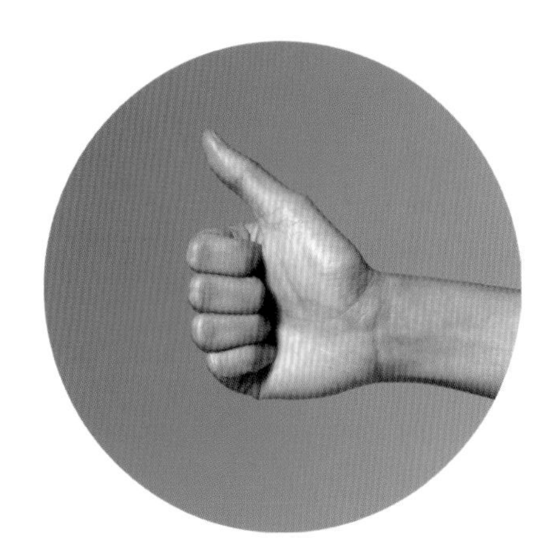

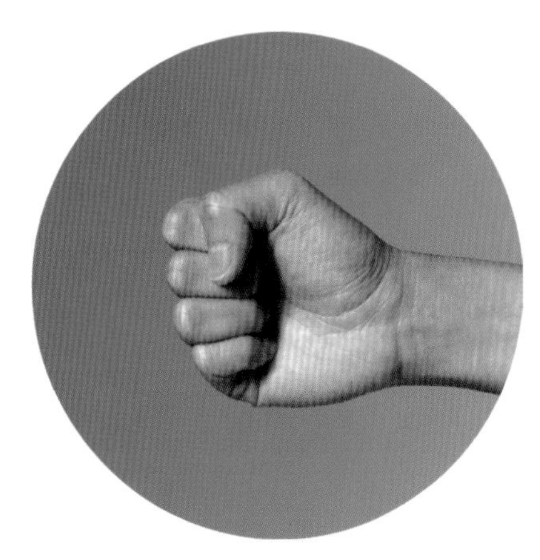

注意！ 握拳時，不可將拇指握在四指之內！

② 胸口內縮，宛如抱著一顆籃球

這樣站可以讓自己站得更穩，承受更大的衝擊力！

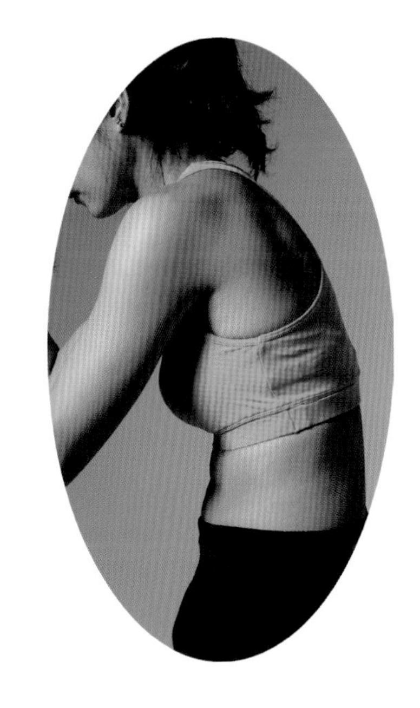

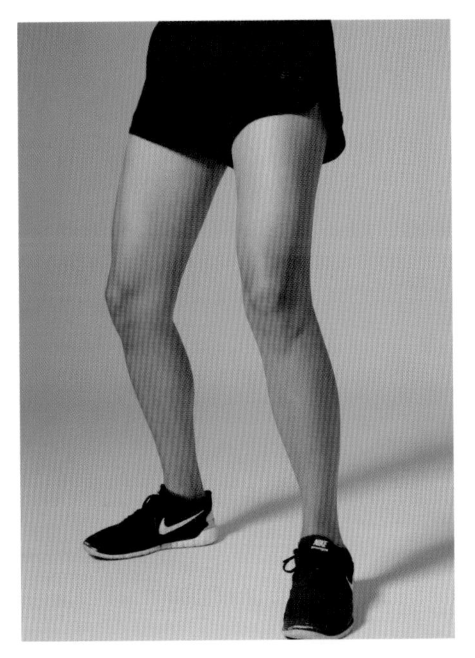

左腳向前，右腳向外偏約 45 度。兩腳與肩同寬保持敏捷性。

出左拳

左拳為**快**拳，其目的為快速打擊敵人，雖然力氣較小，但可以達到驚嚇敵人以及測距的目的。

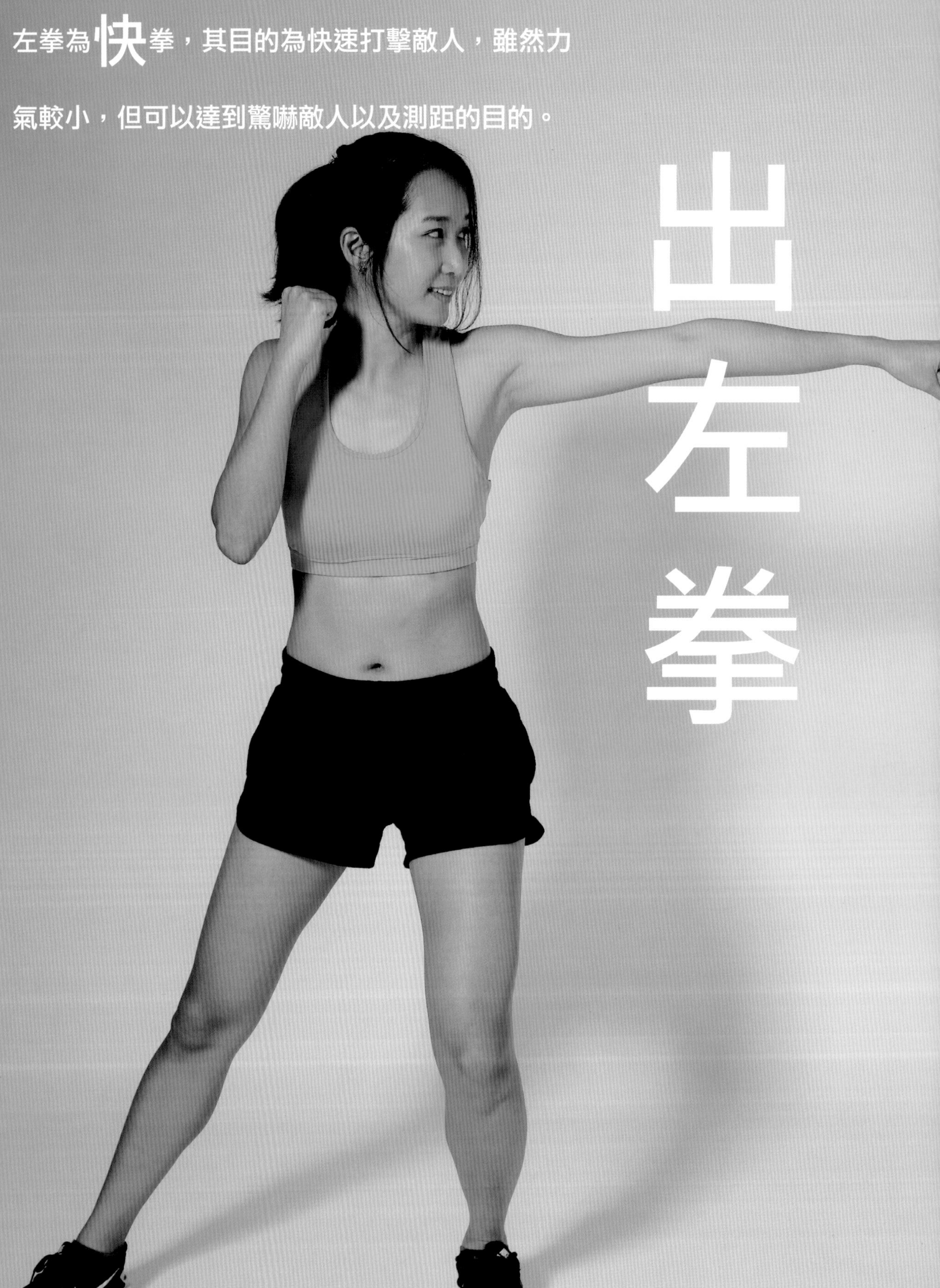

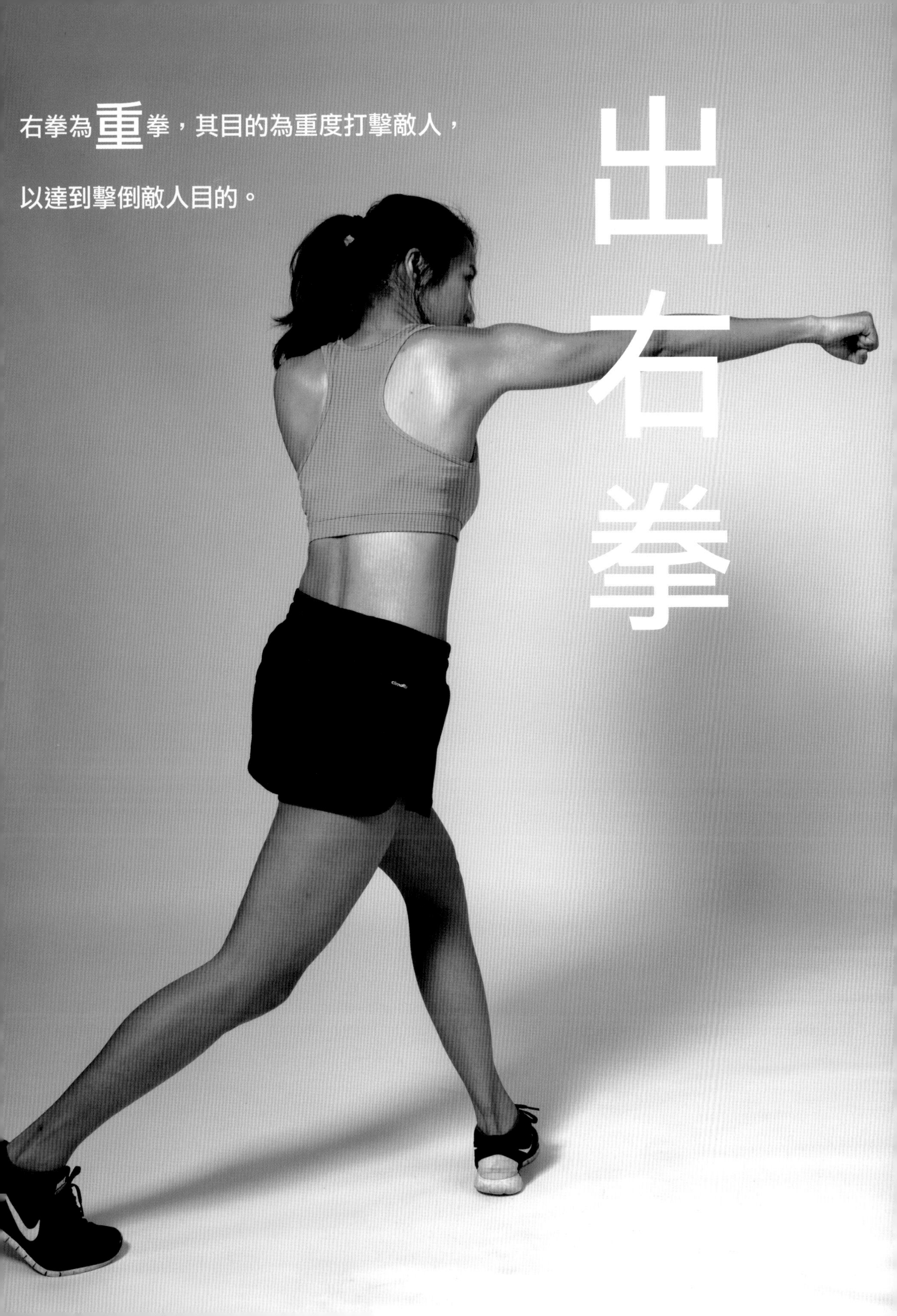
出右拳
右拳為重拳，其目的為重度打擊敵人，
以達到擊倒敵人目的。

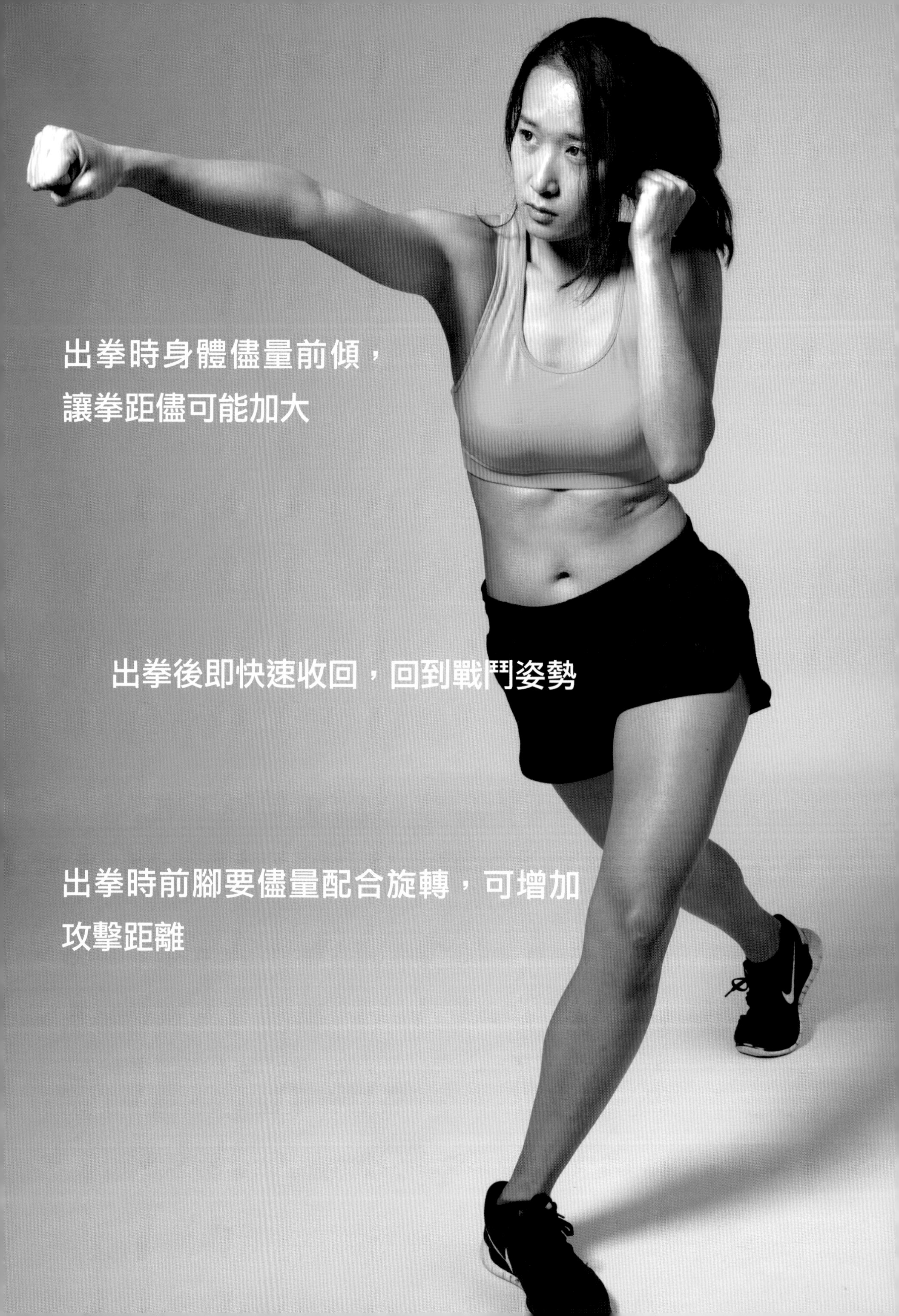
出拳時身體儘量前傾，
讓拳距儘可能加大
出拳後即快速收回，回到戰鬥姿勢
出拳時前腳要儘量配合旋轉，可增加
攻擊距離

對手不只一個！永遠要注意四方！

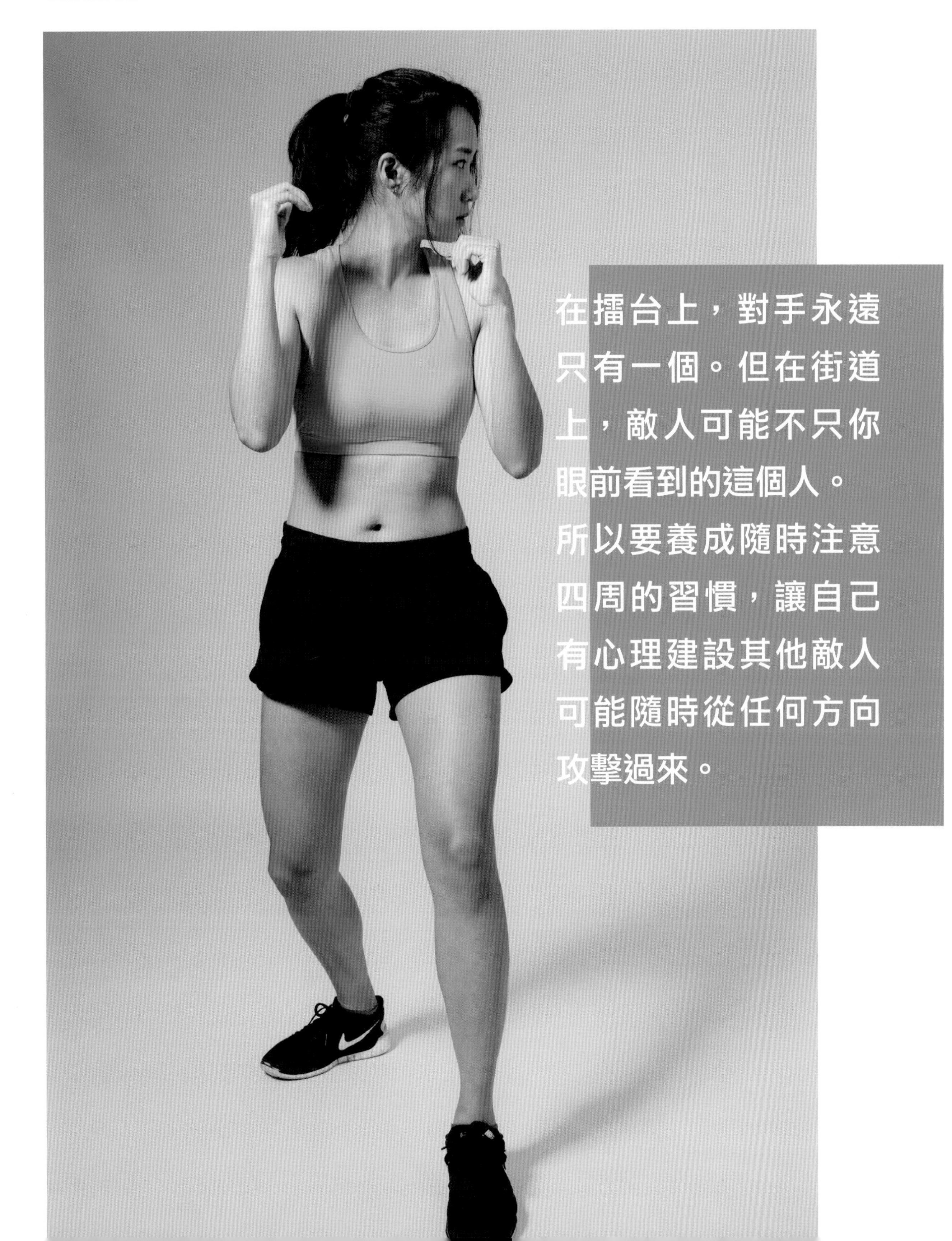

在擂台上，對手永遠只有一個。但在街道上，敵人可能不只你眼前看到的這個人。所以要養成隨時注意四周的習慣，讓自己有心理建設其他敵人可能隨時從任何方向攻擊過來。

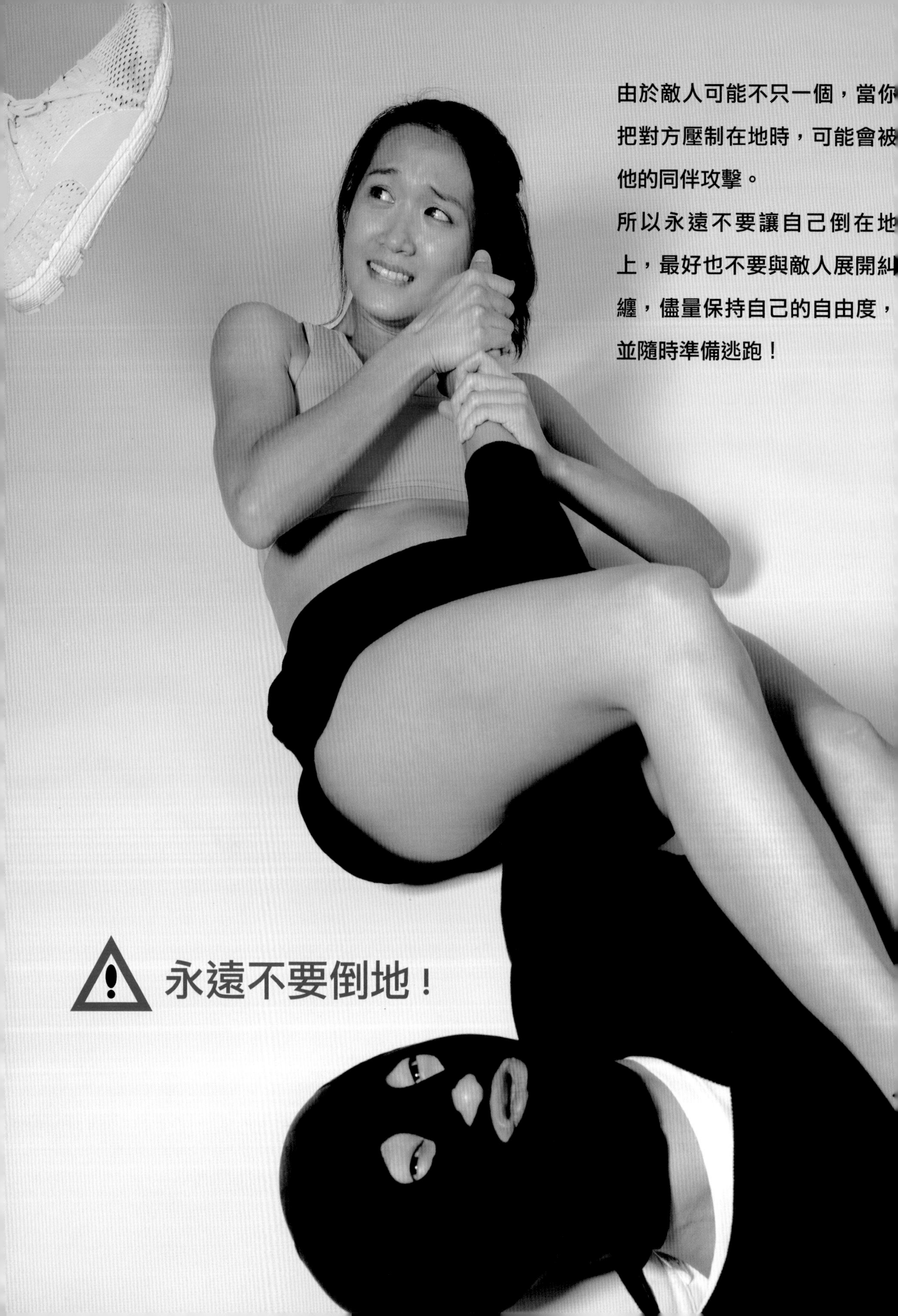

由於敵人可能不只一個，當你把對方壓制在地時，可能會被他的同伴攻擊。

所以永遠不要讓自己倒在地上，最好也不要與敵人展開糾纏，儘量保持自己的自由度，並隨時準備逃跑！

永遠不要倒地！

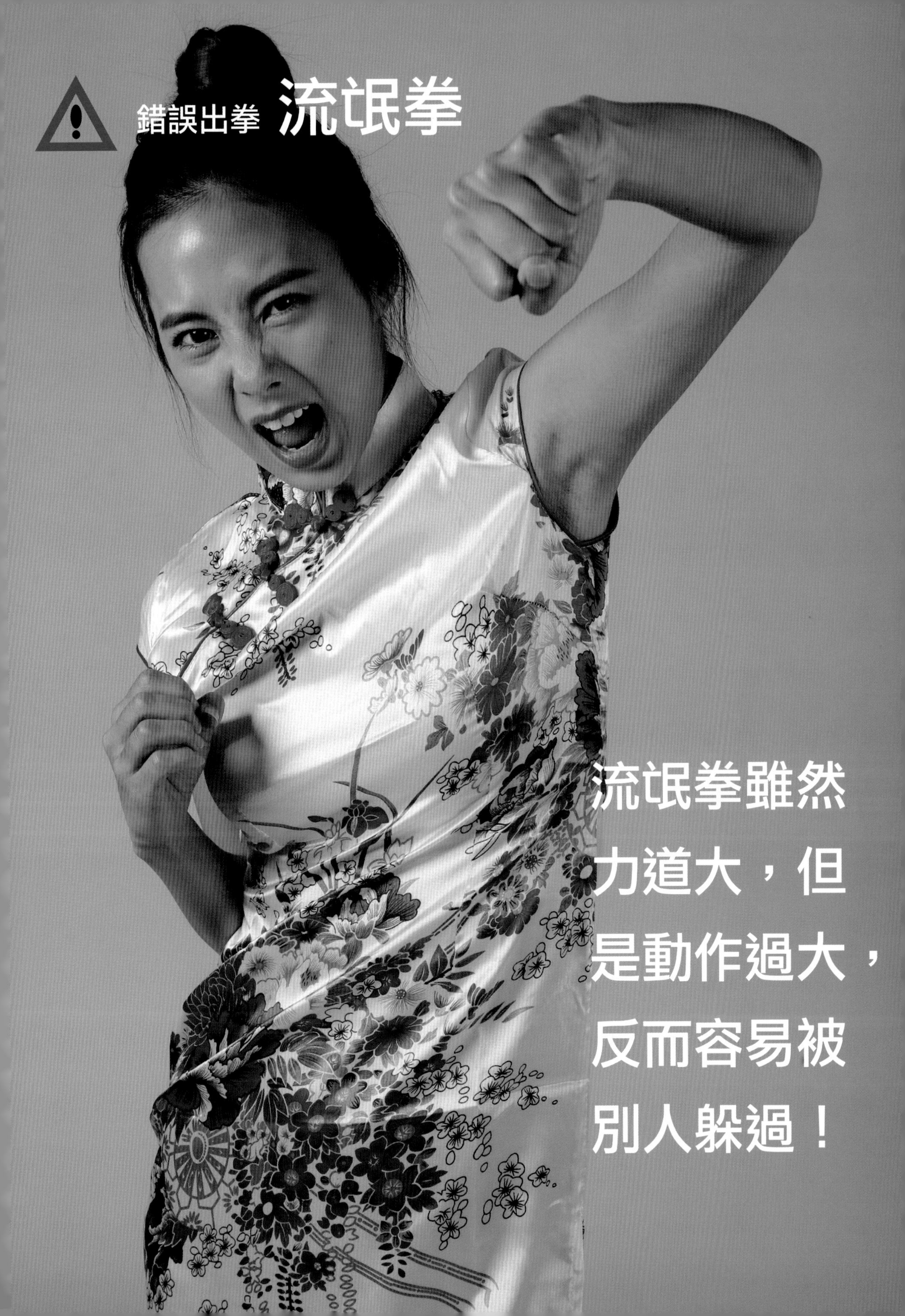

錯誤出拳 流氓拳

流氓拳雖然力道大，但是動作過大，反而容易被別人躲過！

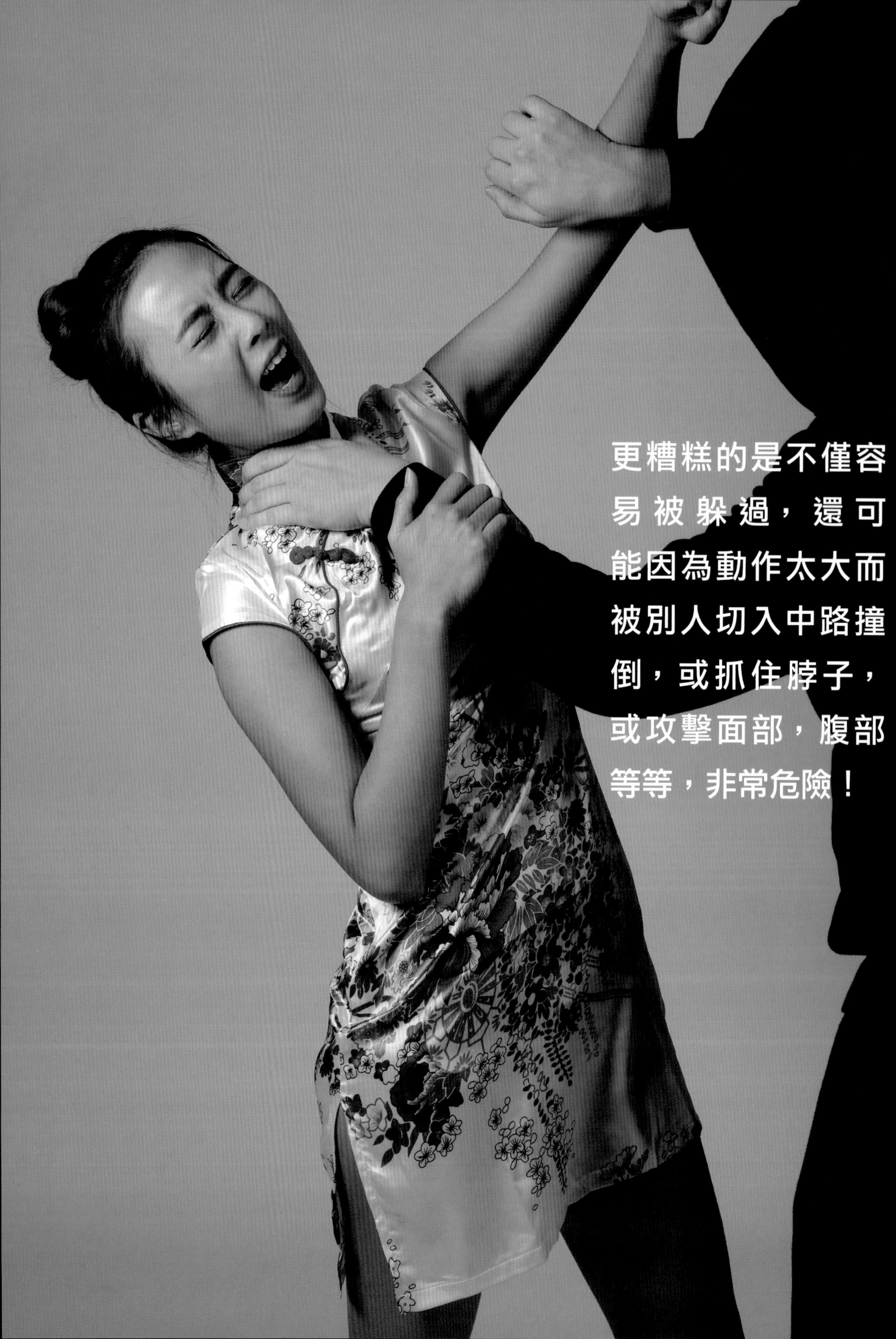

更糟糕的是不僅容易被躲過，還可能因為動作太大而被別人切入中路撞倒，或抓住脖子，或攻擊面部，腹部等等，非常危險！

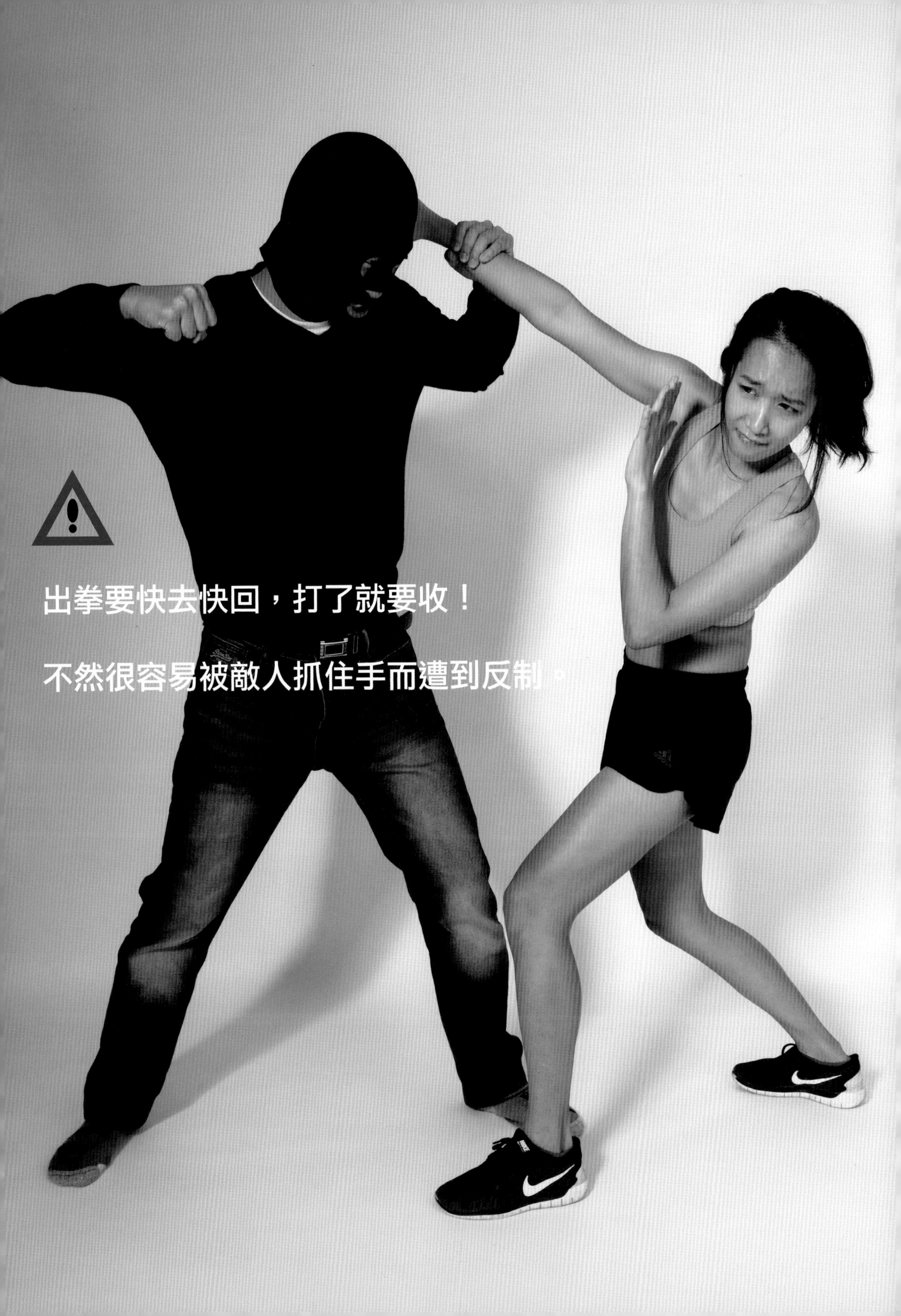

出拳要快去快回，打了就要收！

不然很容易被敵人抓住手而遭到反制。

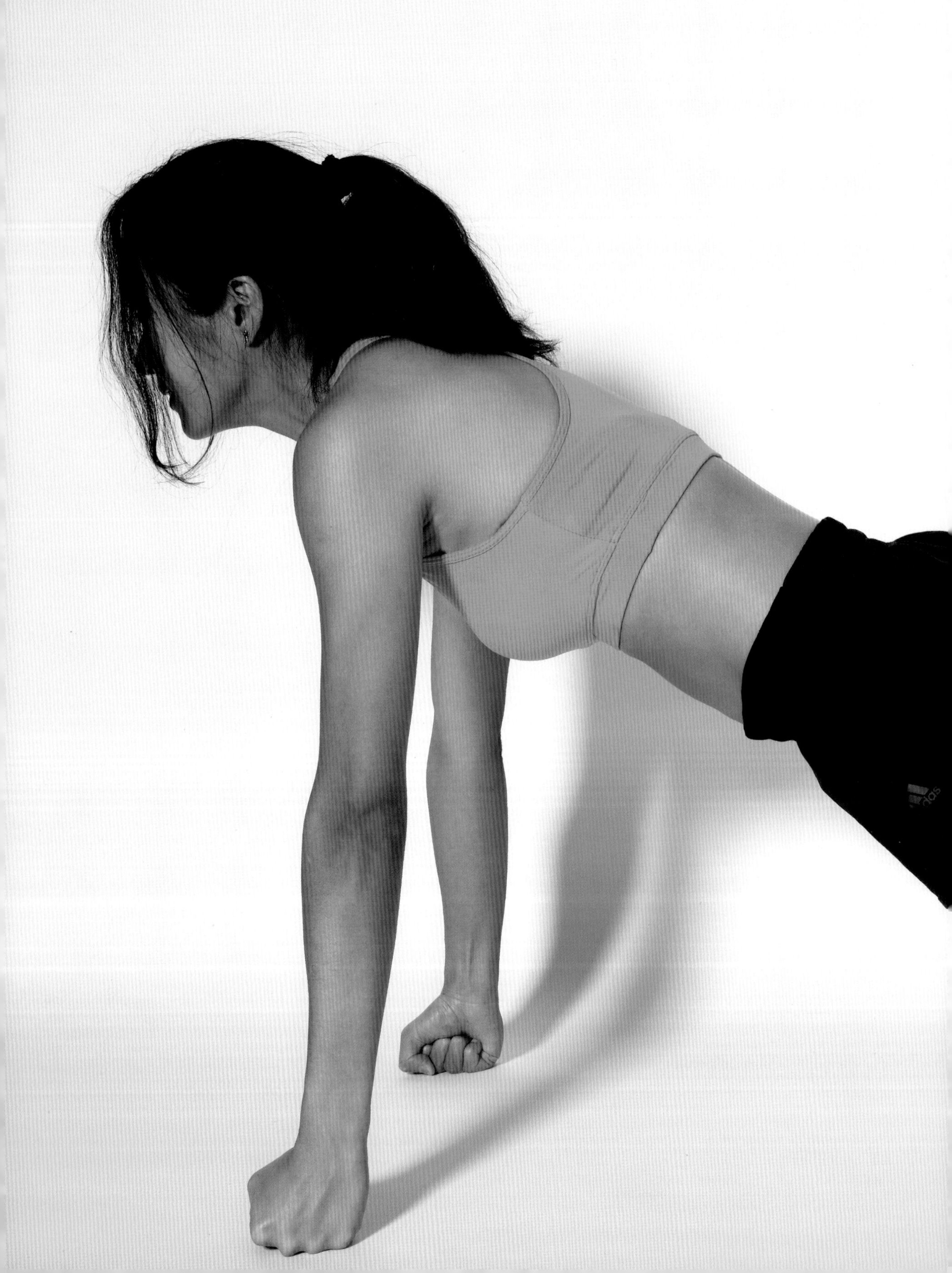

拳頭沒有鍛練過，真的拿來打人的時候反而會讓自己痛得要命！

所以平常可以這樣鍛練拳頭，每回一分鐘到五分鐘，再延長到十分鐘。

這樣拳頭骨頭就會會來越硬，越來越結實。

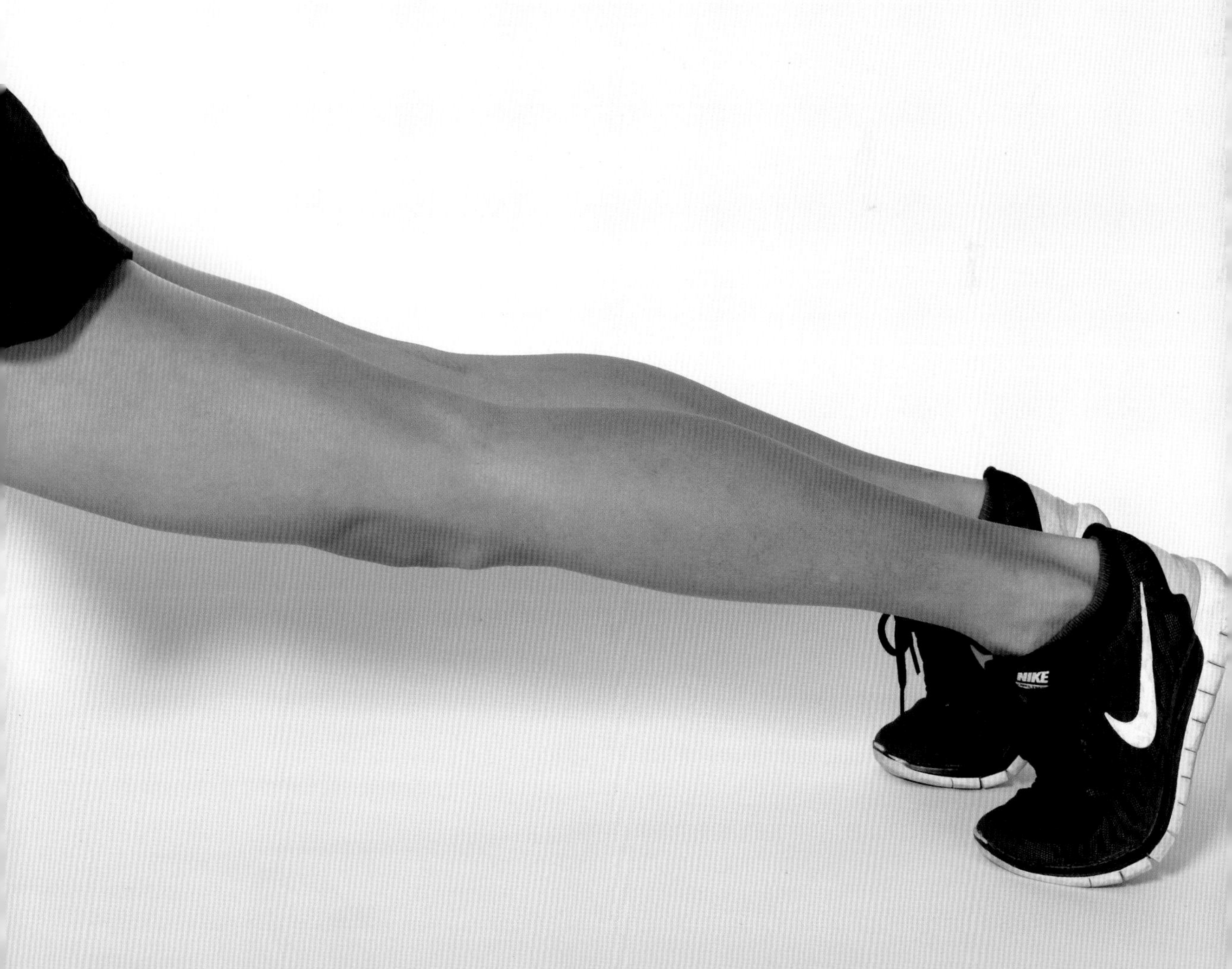

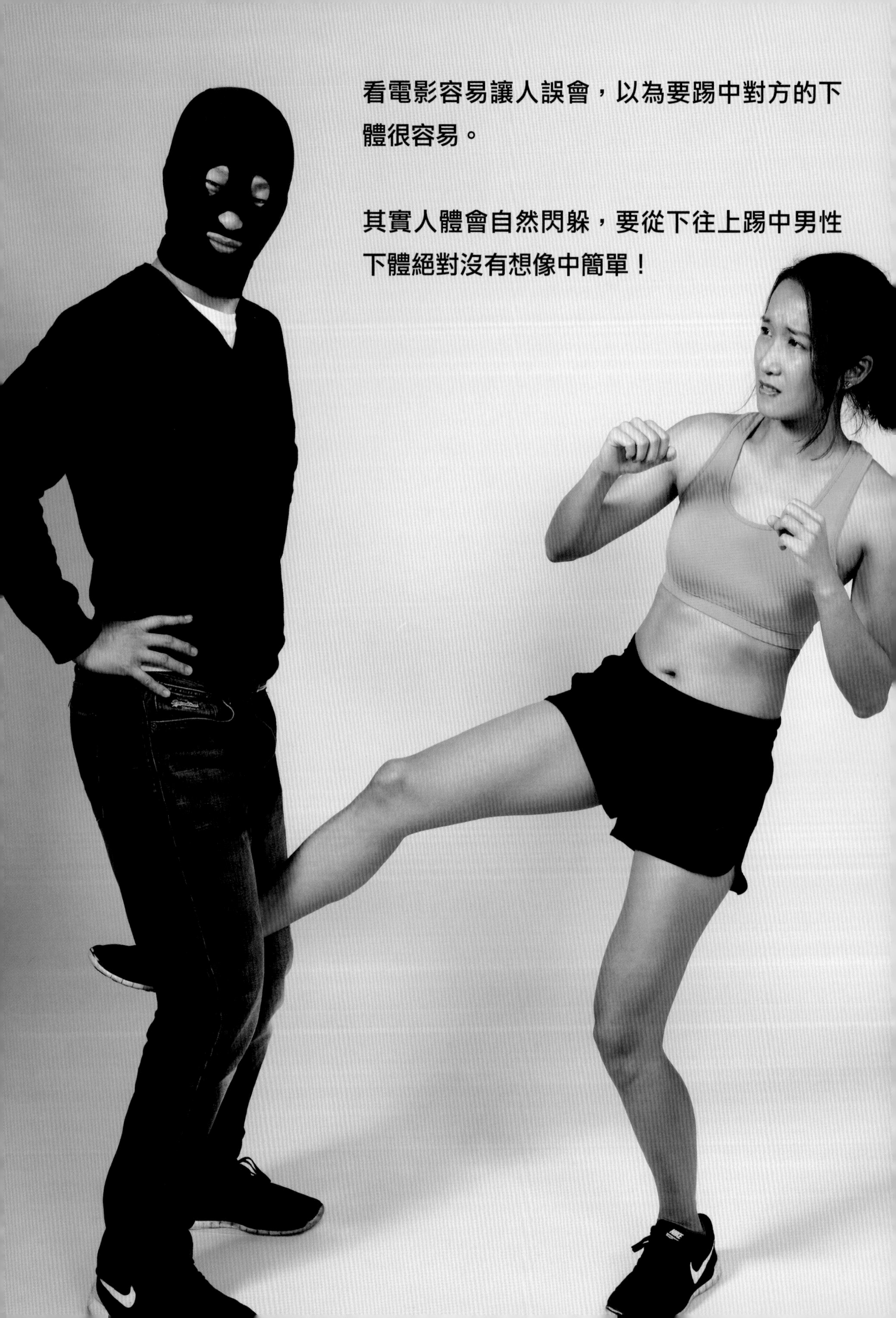

看電影容易讓人誤會，以為要踢中對方的下體很容易。

其實人體會自然閃躲，要從下往上踢中男性下體絕對沒有想像中簡單！

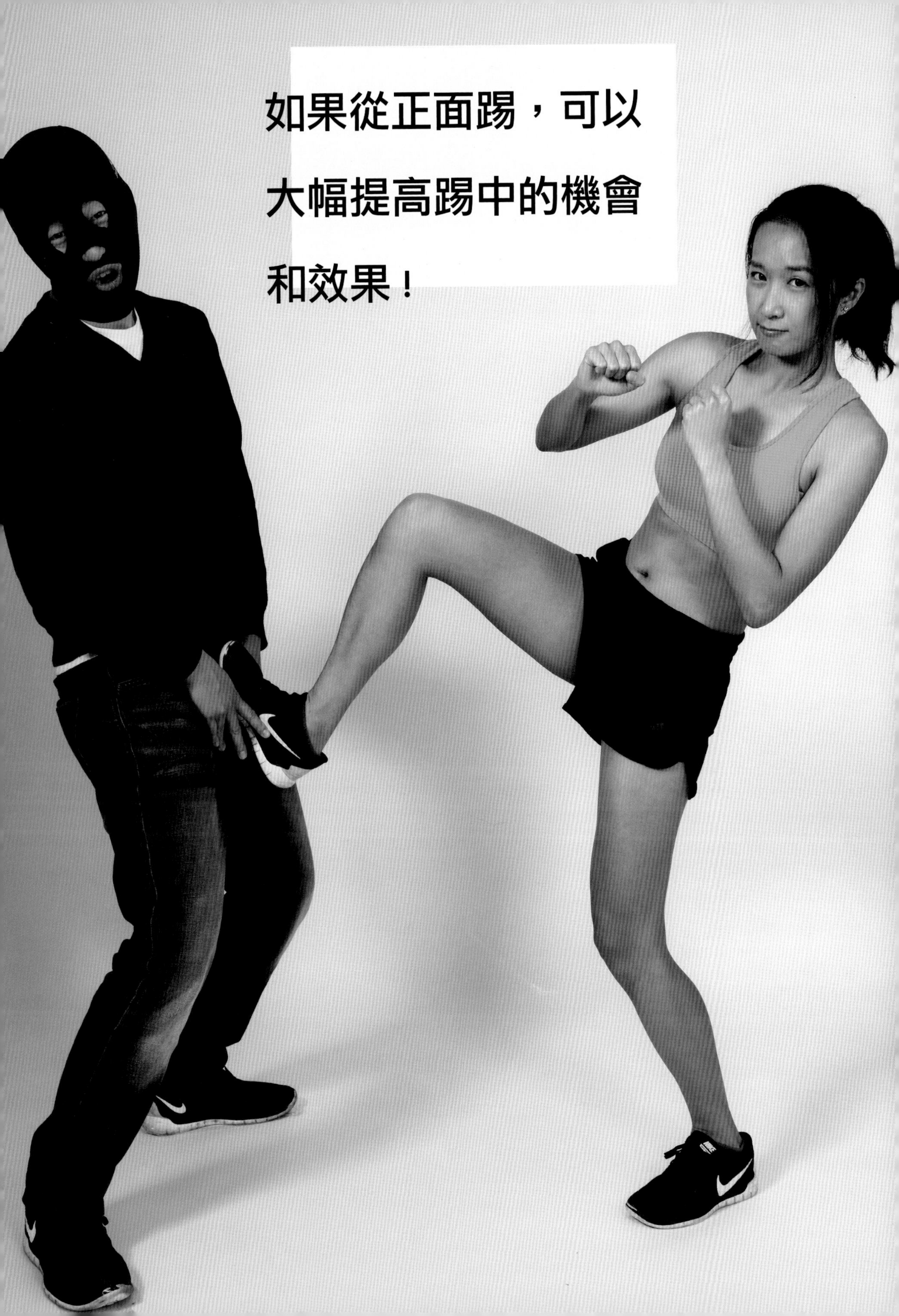
如果從正面踢，可以
大幅提高踢中的機會
和效果！

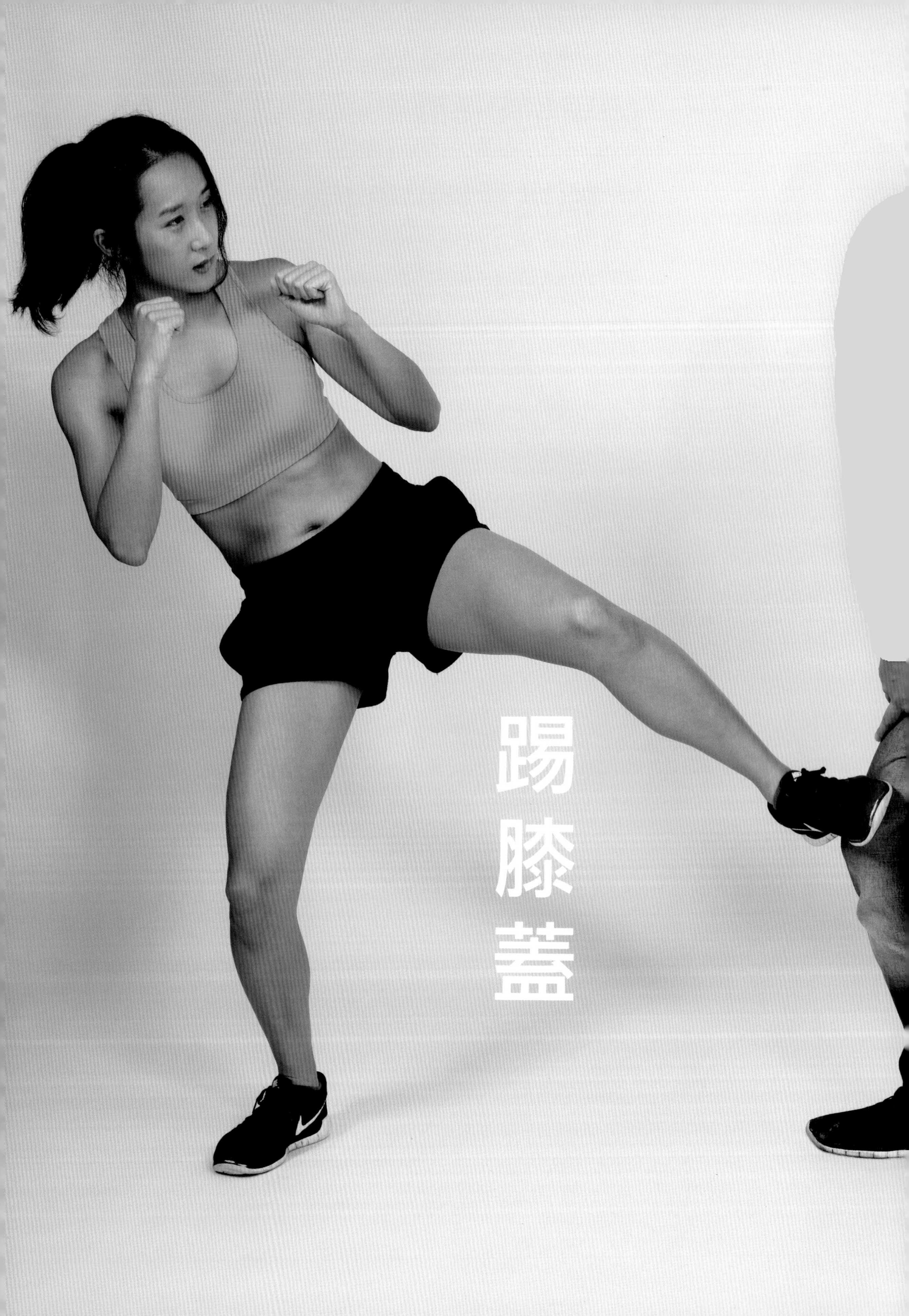
踢膝蓋

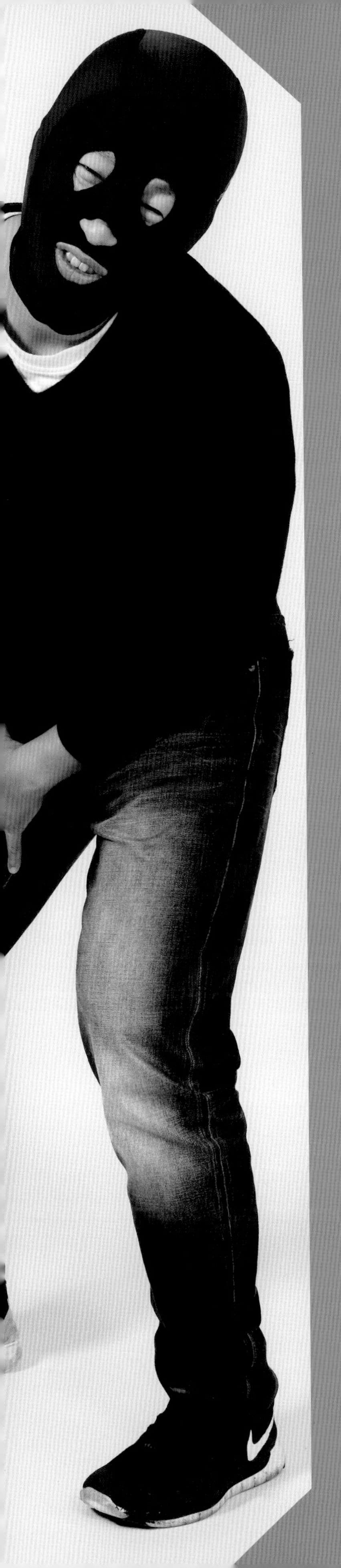

學會用側踢踢敵人膝蓋，也可以有效嚇阻敵人攻擊。

踢的時候瞄準對方膝蓋上方一公分。如果有正確踢中，就有機會將對方膝蓋踢斷，讓他失去攻擊能力。

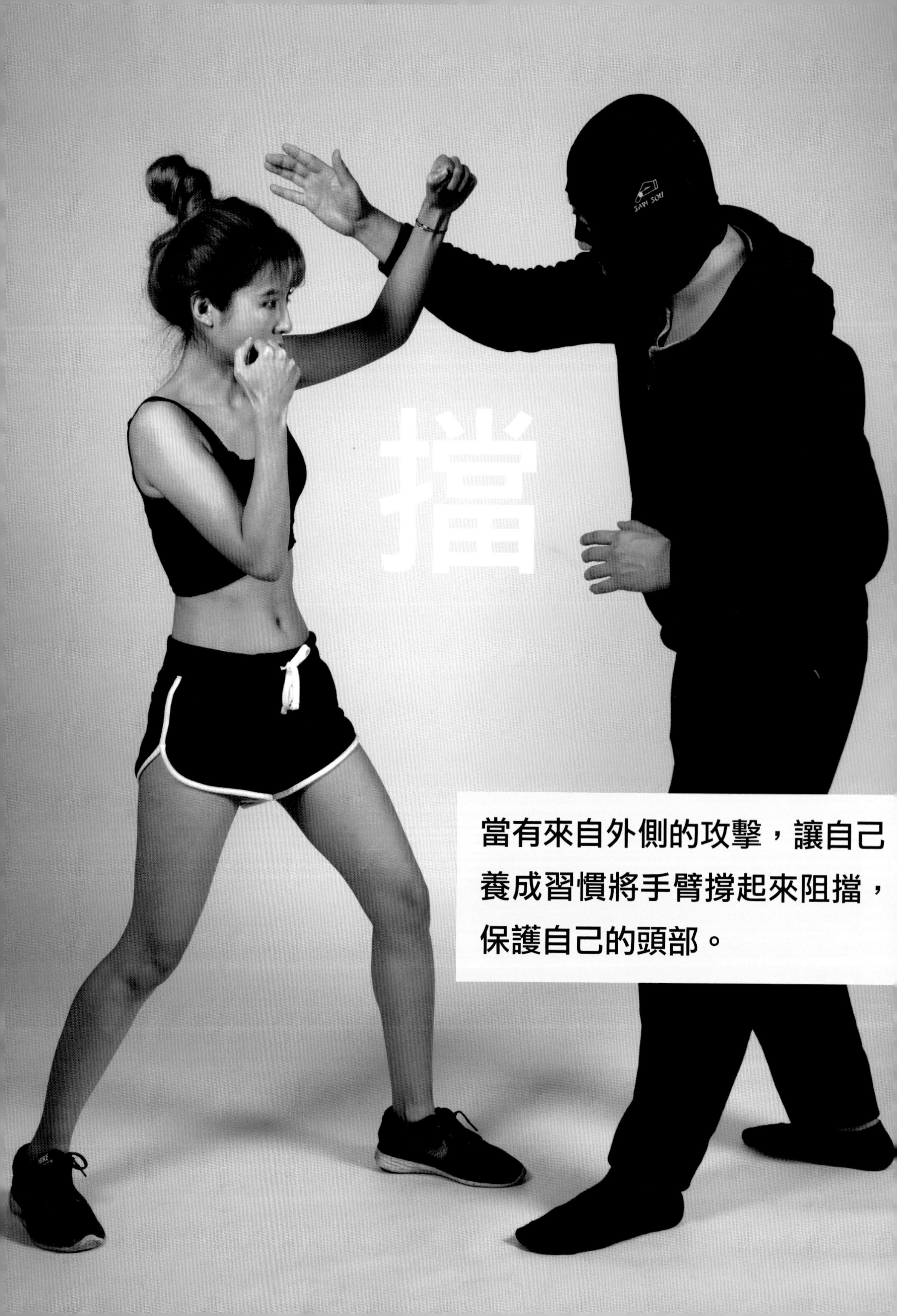

擋

當有來自外側的攻擊，讓自己養成習慣將手臂撐起來阻擋，保護自己的頭部。

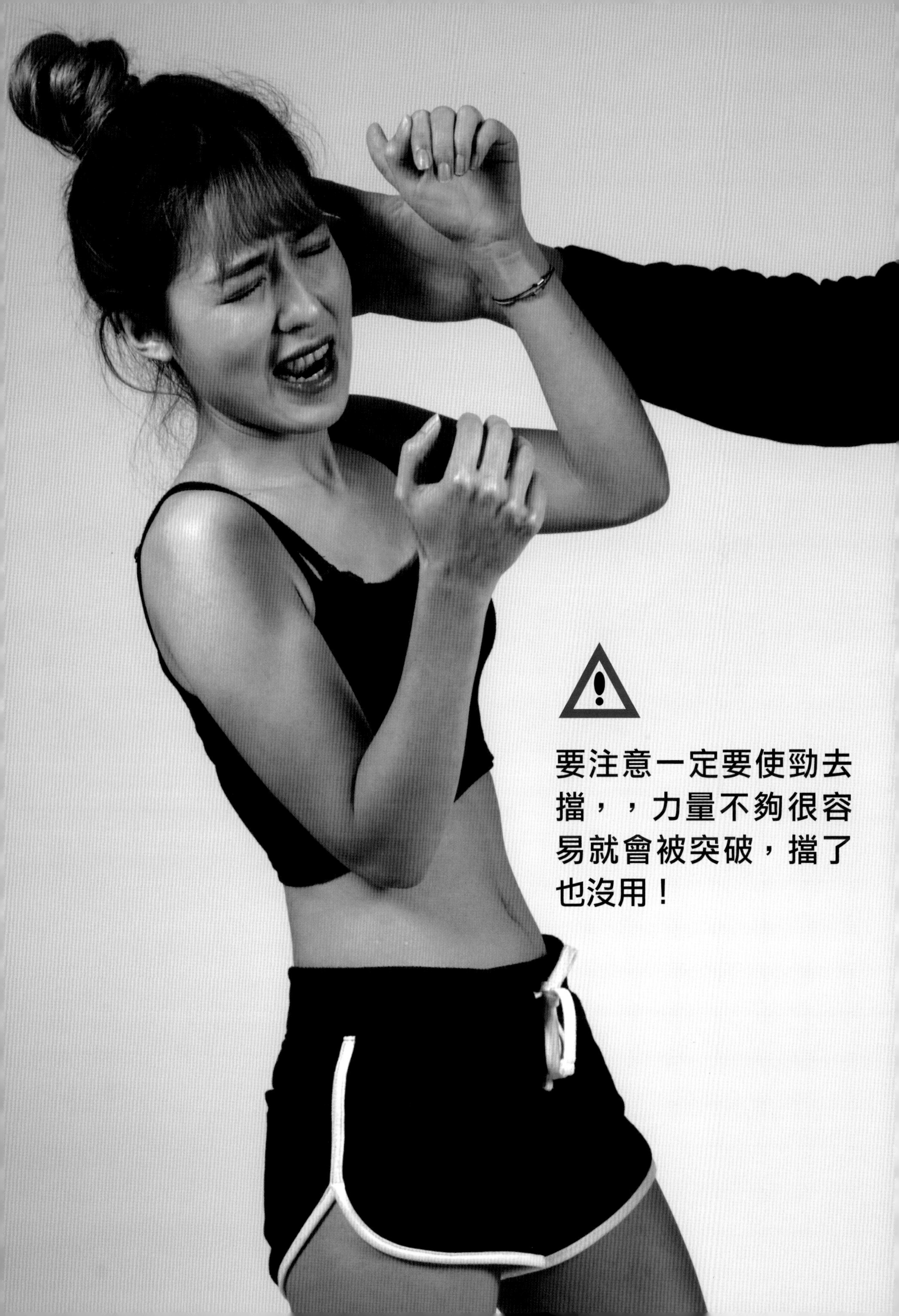
要注意一定要使勁去
擋，，力量不夠很容
易就會被突破，擋了
也沒用！

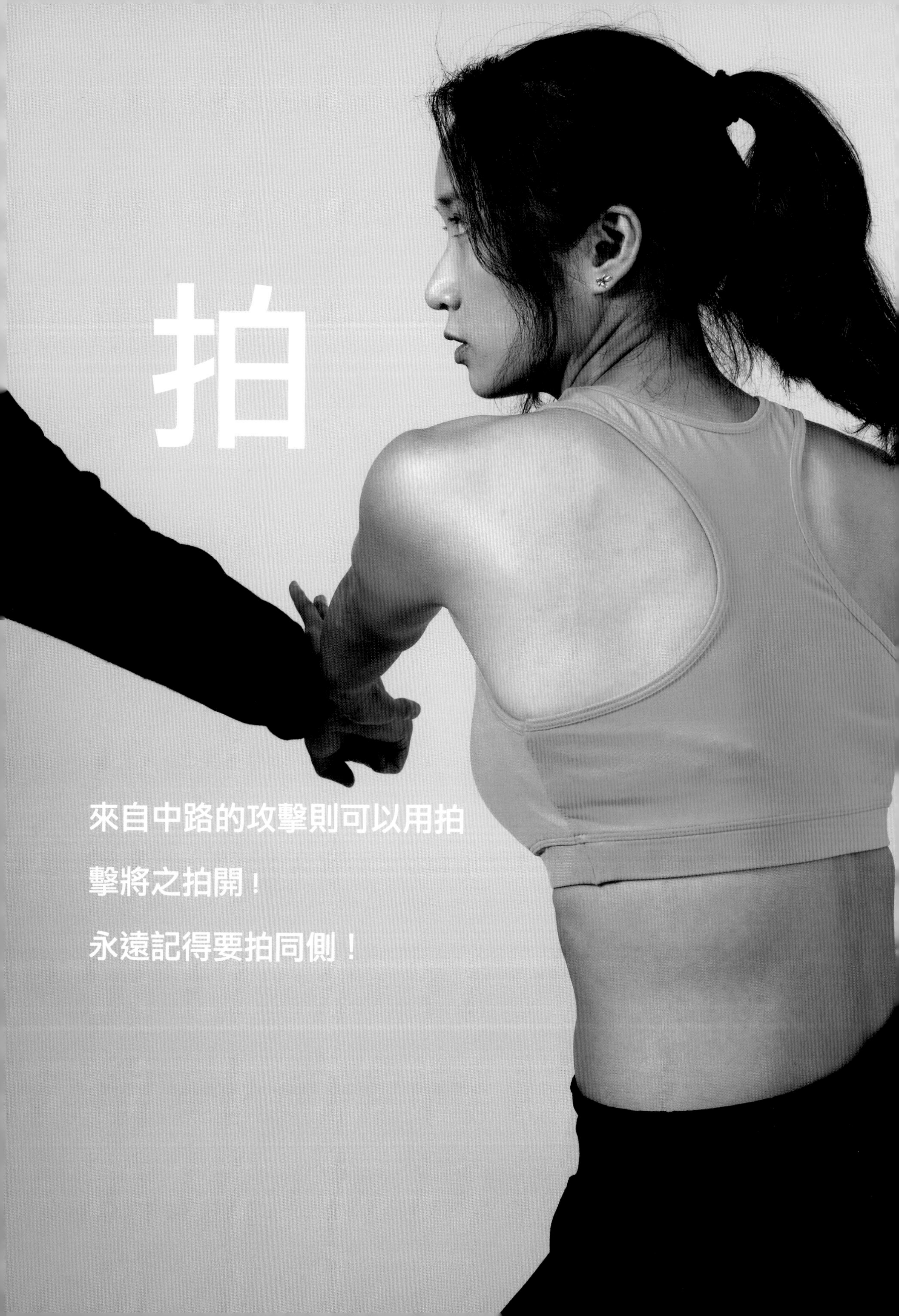
拍
來自中路的攻擊則可以用拍
擊將之拍開！
永遠記得要拍同側！

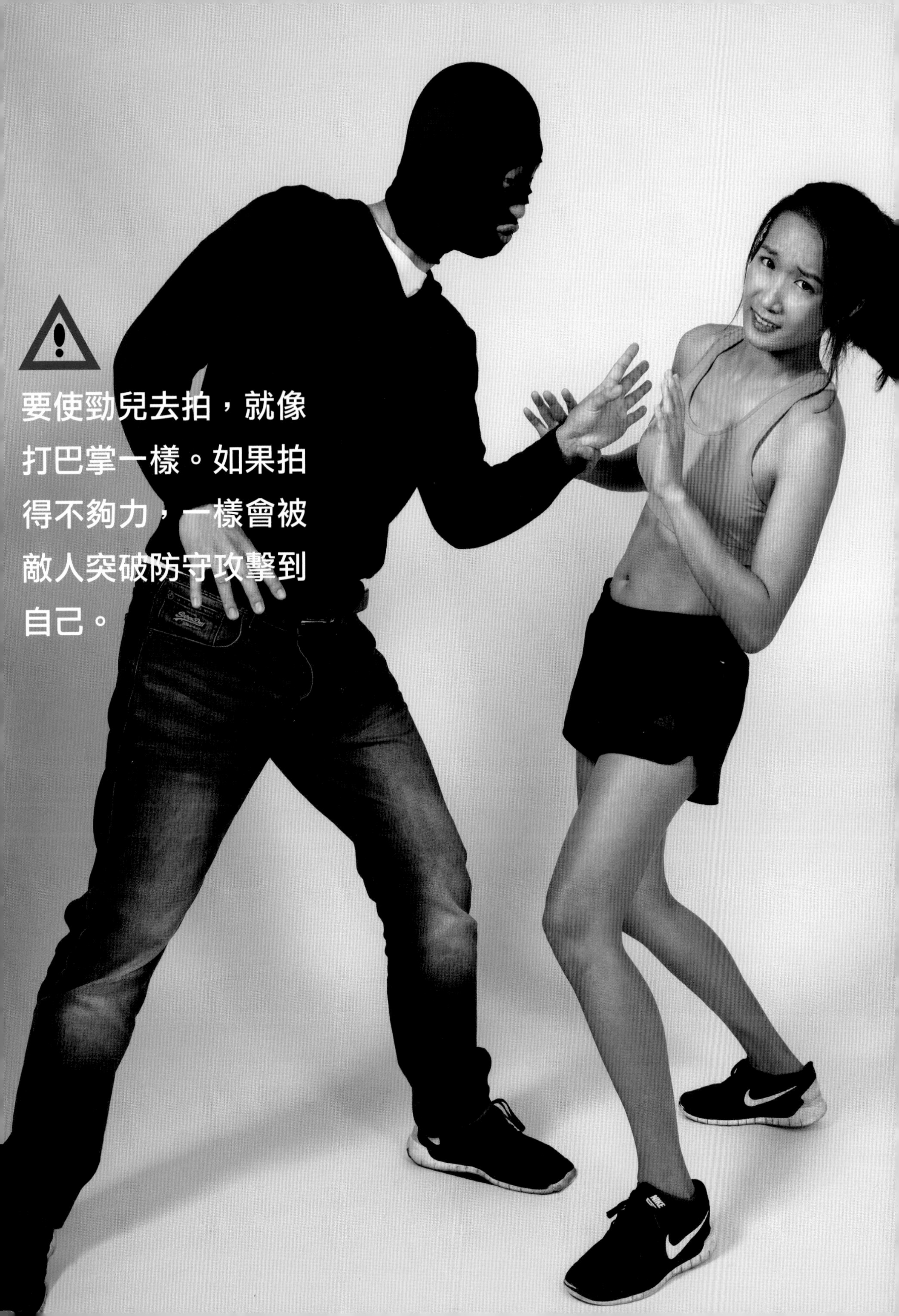

要使勁兒去拍，就像
打巴掌一樣。如果拍
得不夠力，一樣會被
敵人突破防守攻擊到
自己。

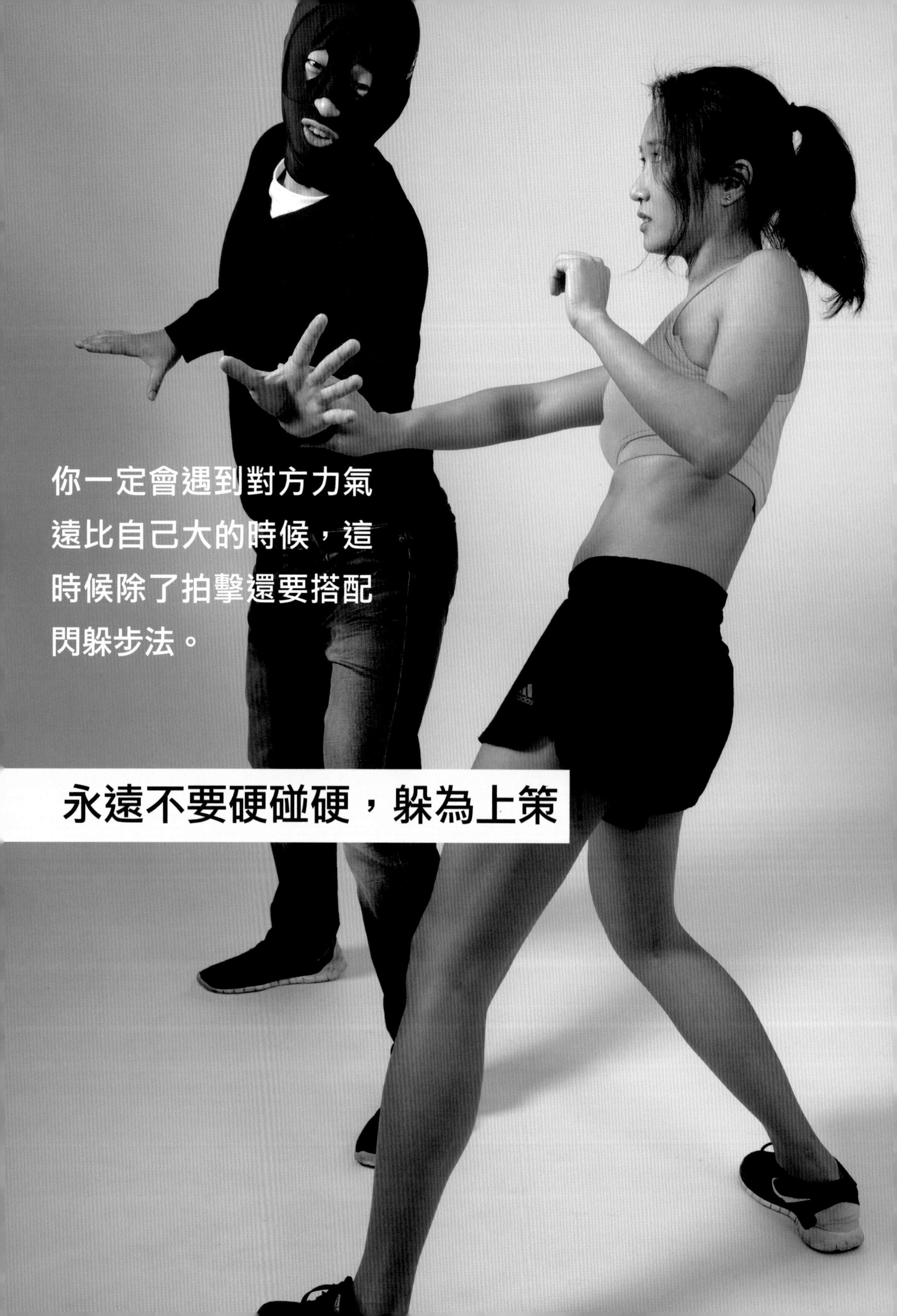

你一定會遇到對方力氣遠比自己大的時候，這時候除了拍擊還要搭配閃躲步法。

永遠不要硬碰硬，躲為上策

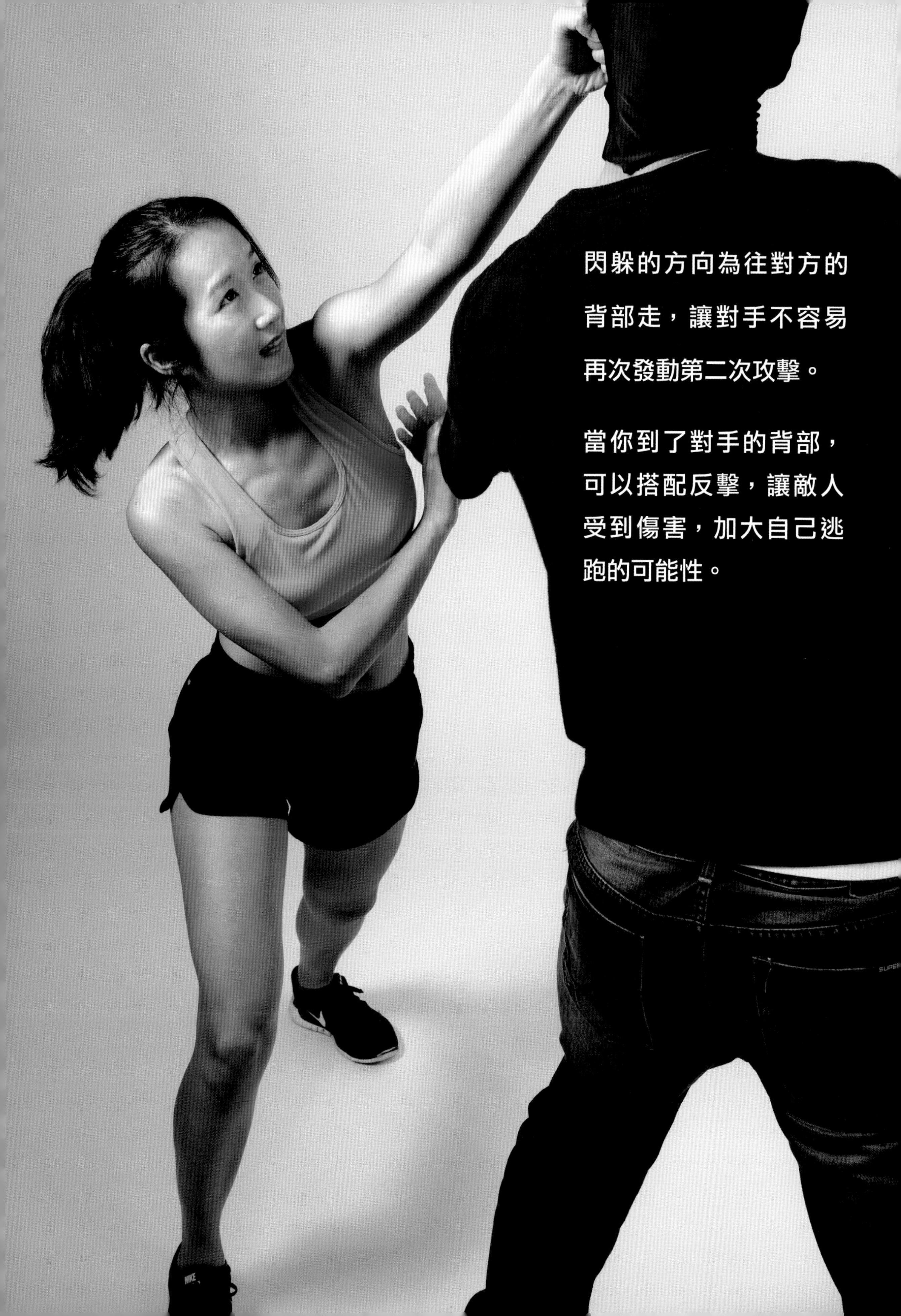

閃躲的方向為往對方的背部走，讓對手不容易再次發動第二次攻擊。

當你到了對手的背部，可以搭配反擊，讓敵人受到傷害，加大自己逃跑的可能性。

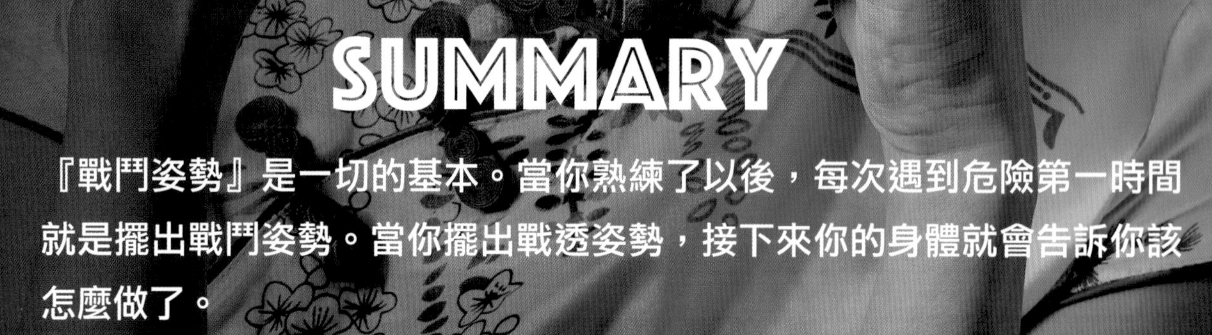

SUMMARY

『戰鬥姿勢』是一切的基本。當你熟練了以後，每次遇到危險第一時間就是擺出戰鬥姿勢。當你擺出戰透姿勢，接下來你的身體就會告訴你該怎麼做了。

一個人在家可以對著鏡子練習。想像著要攻擊鏡子裡的自己，練習出拳，看看自己的動作是否合理，順暢。

當你學會出拳，你保護自己的能力已經大幅提升。當你練習出拳上千次，你就取得了反射動作，你的身體會開始自動保護你自己。

當你學會閃躲護身，你又更進一步的增加了自己遇到危險時生存的機率。

加油！把基礎練好，比練一百招都管用！

Chapter 2

隨處可見的防身武器

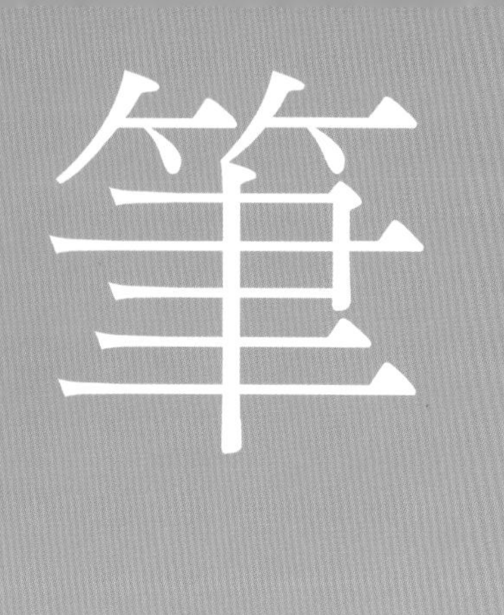

每個人的體格，力氣都不一樣。尤其是女孩子面對男生的先天差距更是嚴酷的事實。有人說，人要拿著手槍，才能與獅子戰力相當，因此拿著槍的人類並不可恥。同樣的，當敵人明顯比你高大強壯時，找武器，就是你第一件該做的事。有了武器，你的戰力就會跟他相等，甚至超越他，這樣你的安全也就有了保障。

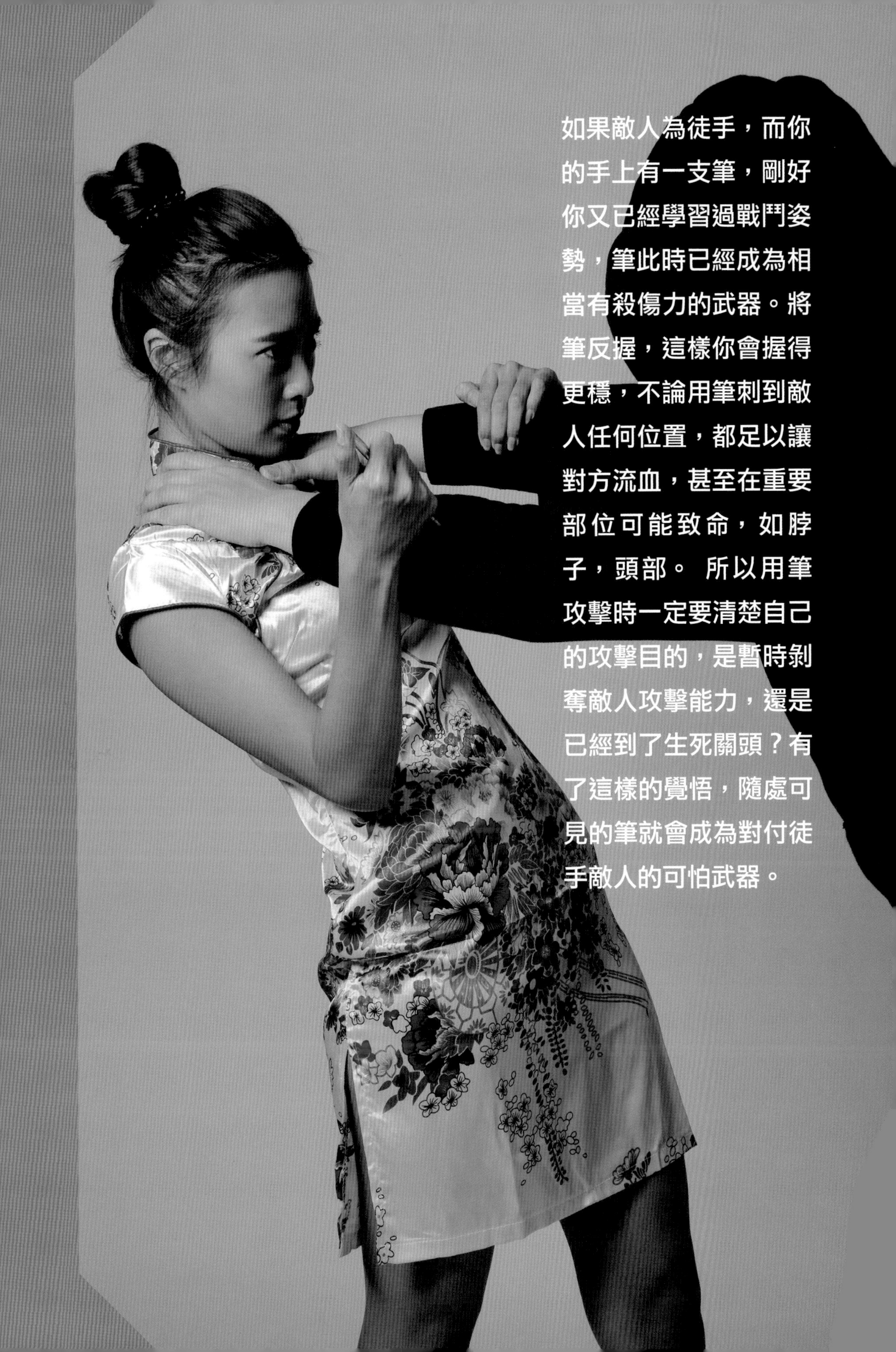

如果敵人為徒手，而你的手上有一支筆，剛好你又已經學習過戰鬥姿勢，筆此時已經成為相當有殺傷力的武器。將筆反握，這樣你會握得更穩，不論用筆刺到敵人任何位置，都足以讓對方流血，甚至在重要部位可能致命，如脖子，頭部。 所以用筆攻擊時一定要清楚自己的攻擊目的，是暫時剝奪敵人攻擊能力，還是已經到了生死關頭？有了這樣的覺悟，隨處可見的筆就會成為對付徒手敵人的可怕武器。

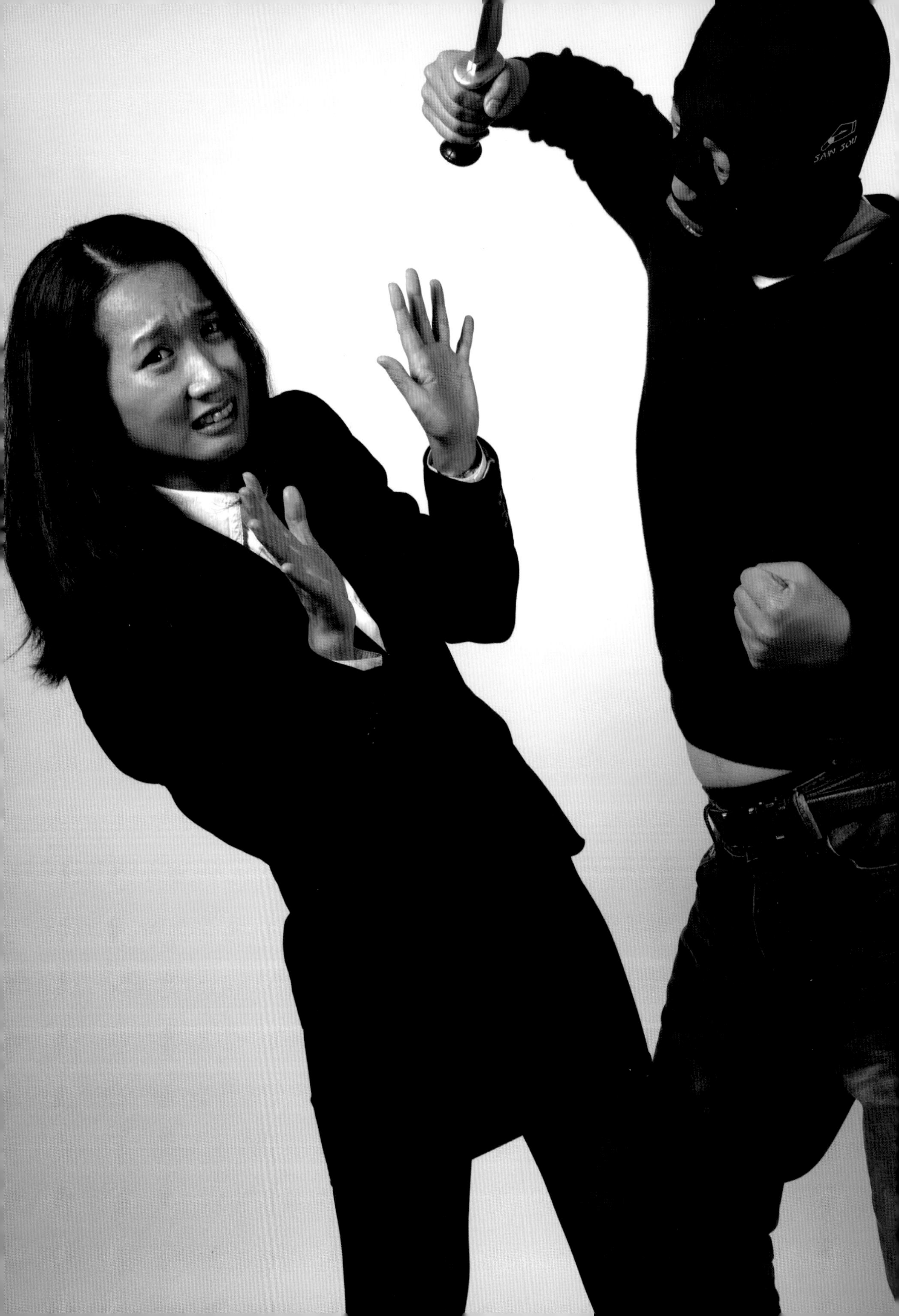
SAN SOU

如果敵人手上有刀，棍等武器，立刻尋找可以讓你與敵人保持距離的東西，讓他無法接近到你。

千萬不要試圖與對方徒手搏鬥！刀子的速度絕對會遠超過你的想像！

徒手搏鬥最有可能的結果是：

你會被砍成重傷！

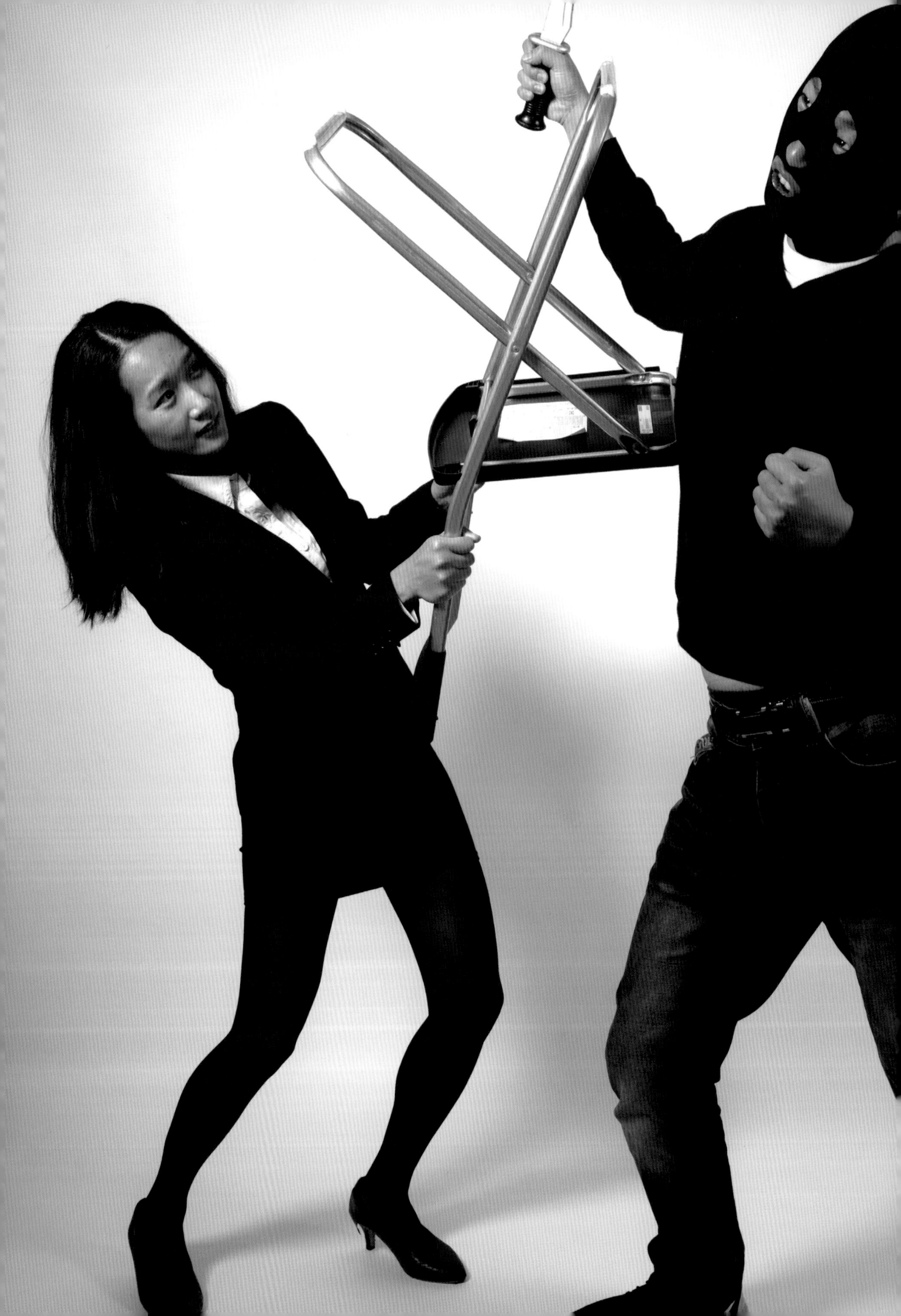

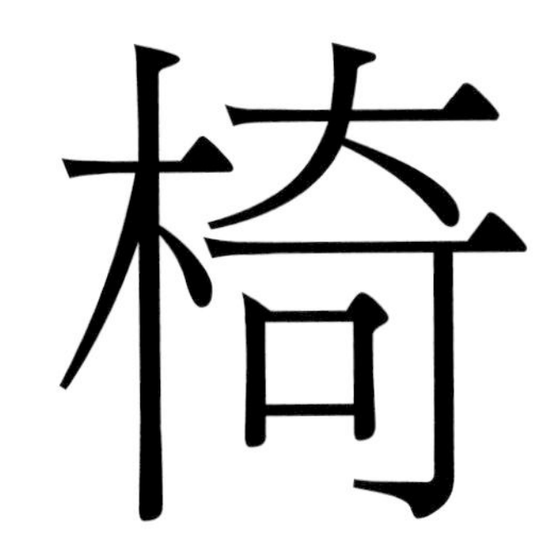

椅子雖然隨處可見，但很難成為攻擊敵人的武器。不過使用椅子作為防守工具卻非常有效，尤其是面對刀子的威脅時，它的性質比較像是盾牌。

所以這時最好先用椅子阻擋敵人攻擊保護自己，並找機會逃跑或找尋更好的防身武器，如刀，棍等等。

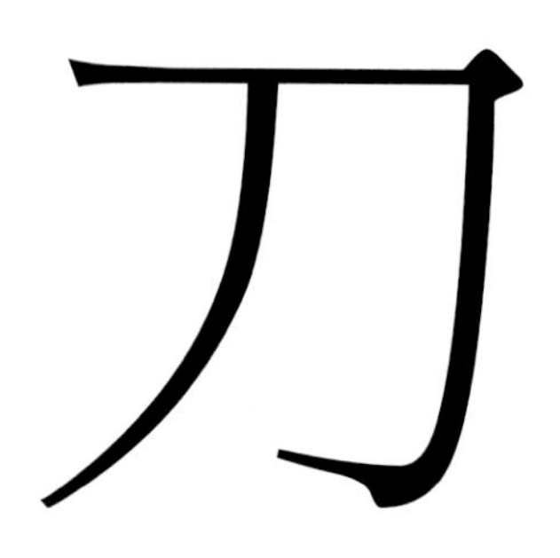

攻擊時先攻擊敵人持器的手，以剝奪敵人武與攻擊力為優先。

之前有持槍通緝犯跑入民宅，要挾持裡面的人當人質。此時你跟他的戰力差距太過巨大，這時用刀就是你所能提升戰力最好的武器了。

持刀姿勢與基本戰鬥姿勢不同，改為右腳在前，將刀左右揮動，讓刀保護全部身體，用你的刀將自己與敵人隔開，讓他清楚知道，如果進入這條線，他將會被砍傷。

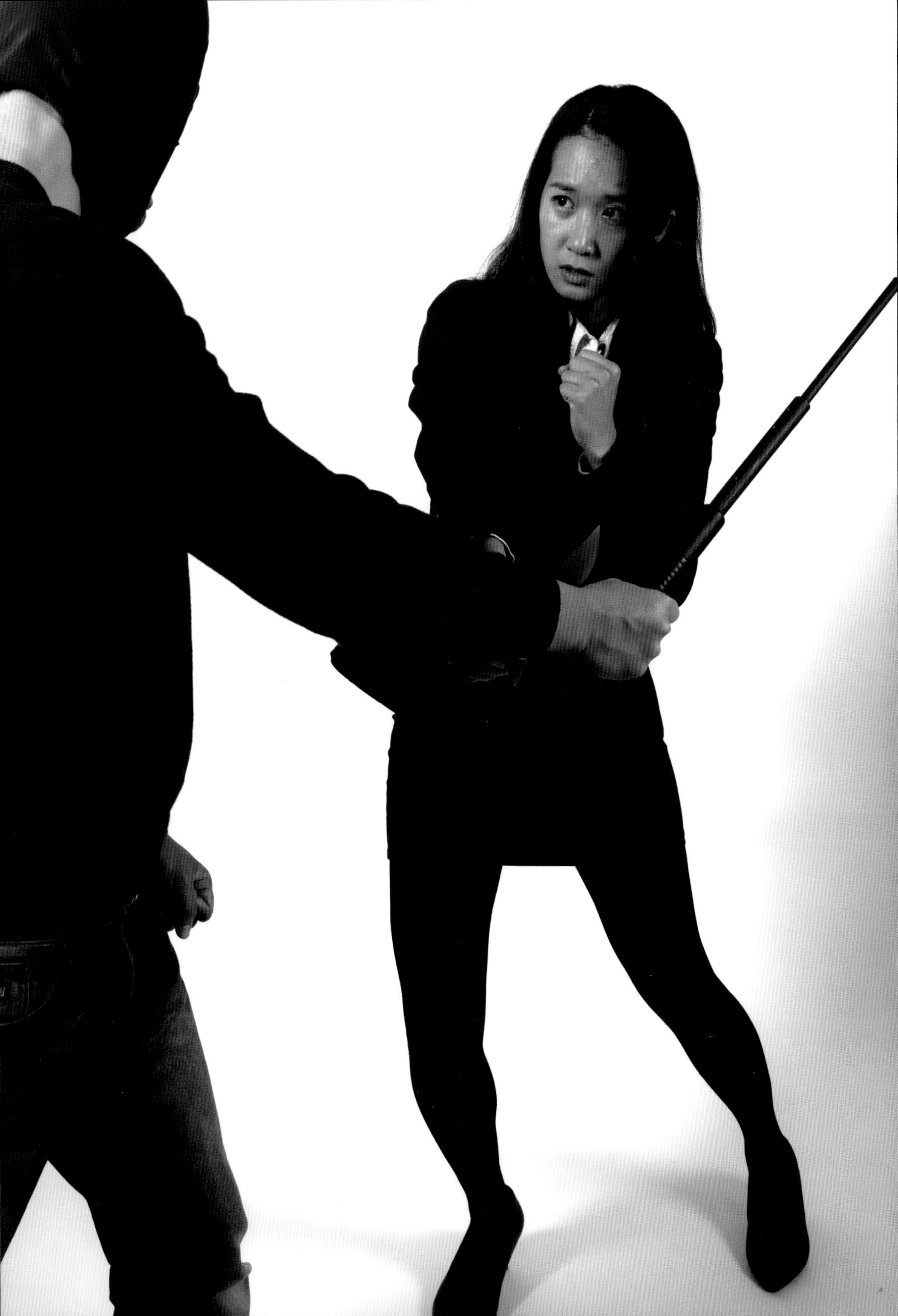

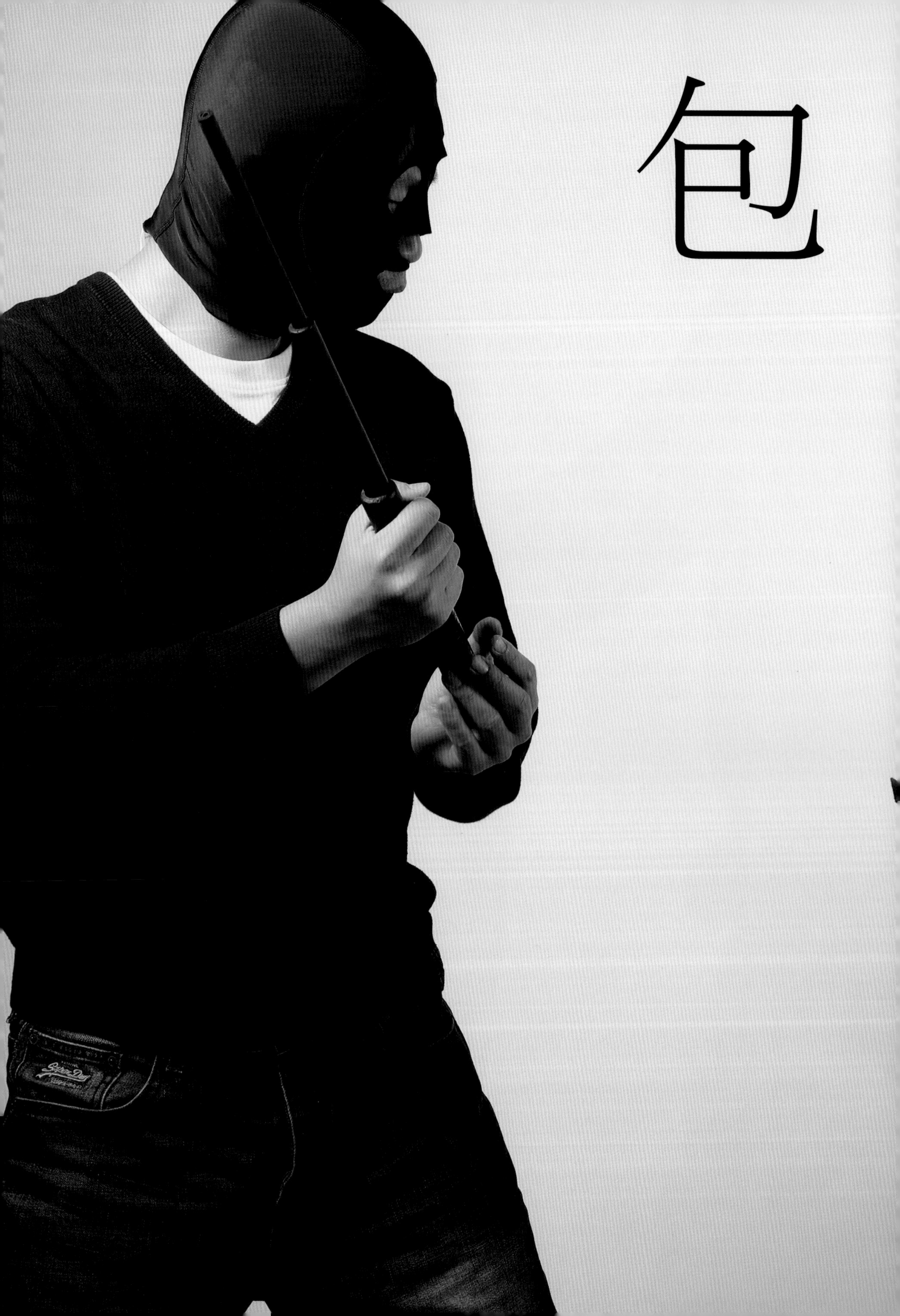
包

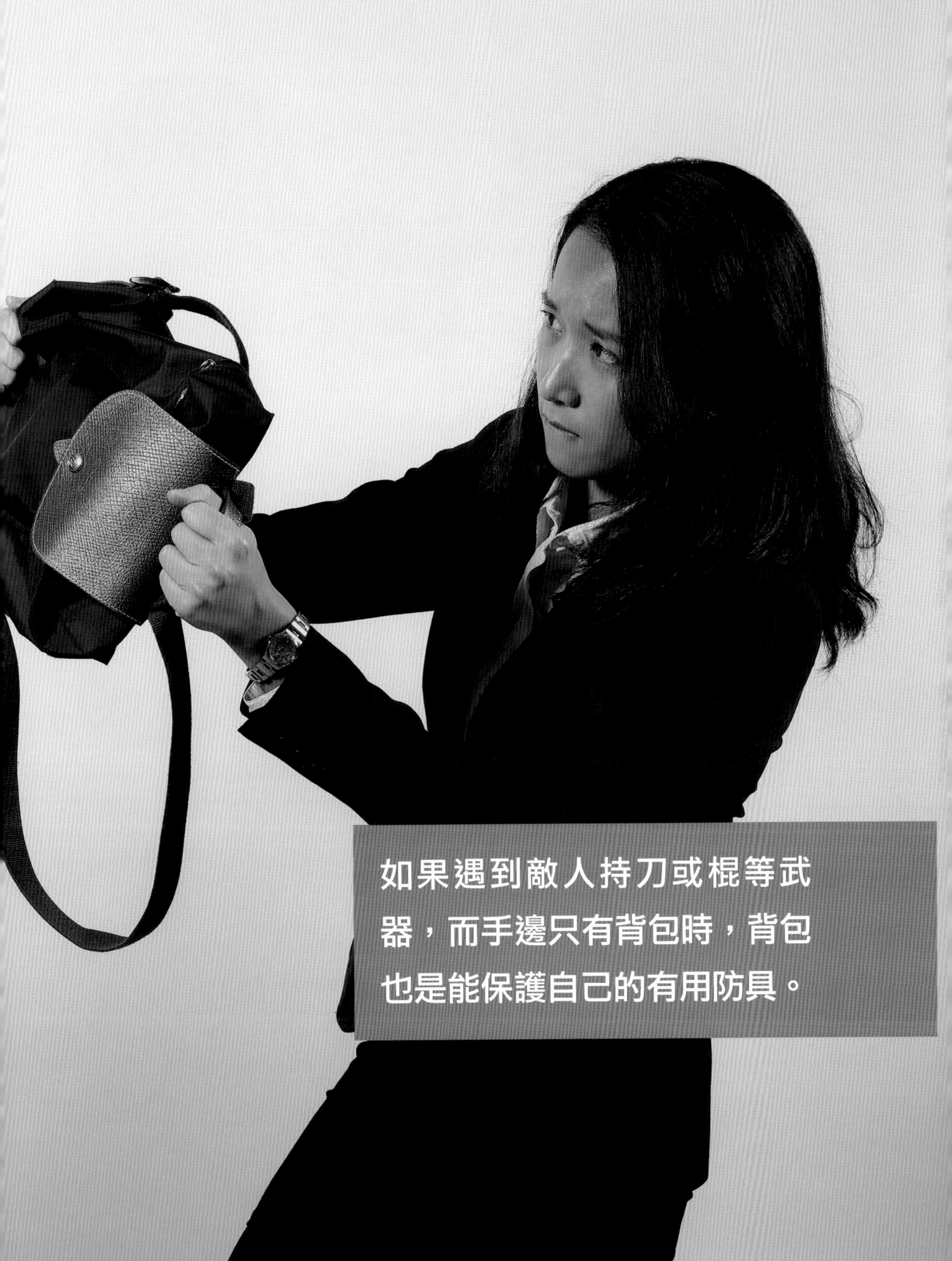

如果遇到敵人持刀或棍等武器，而手邊只有背包時，背包也是能保護自己的有用防具。

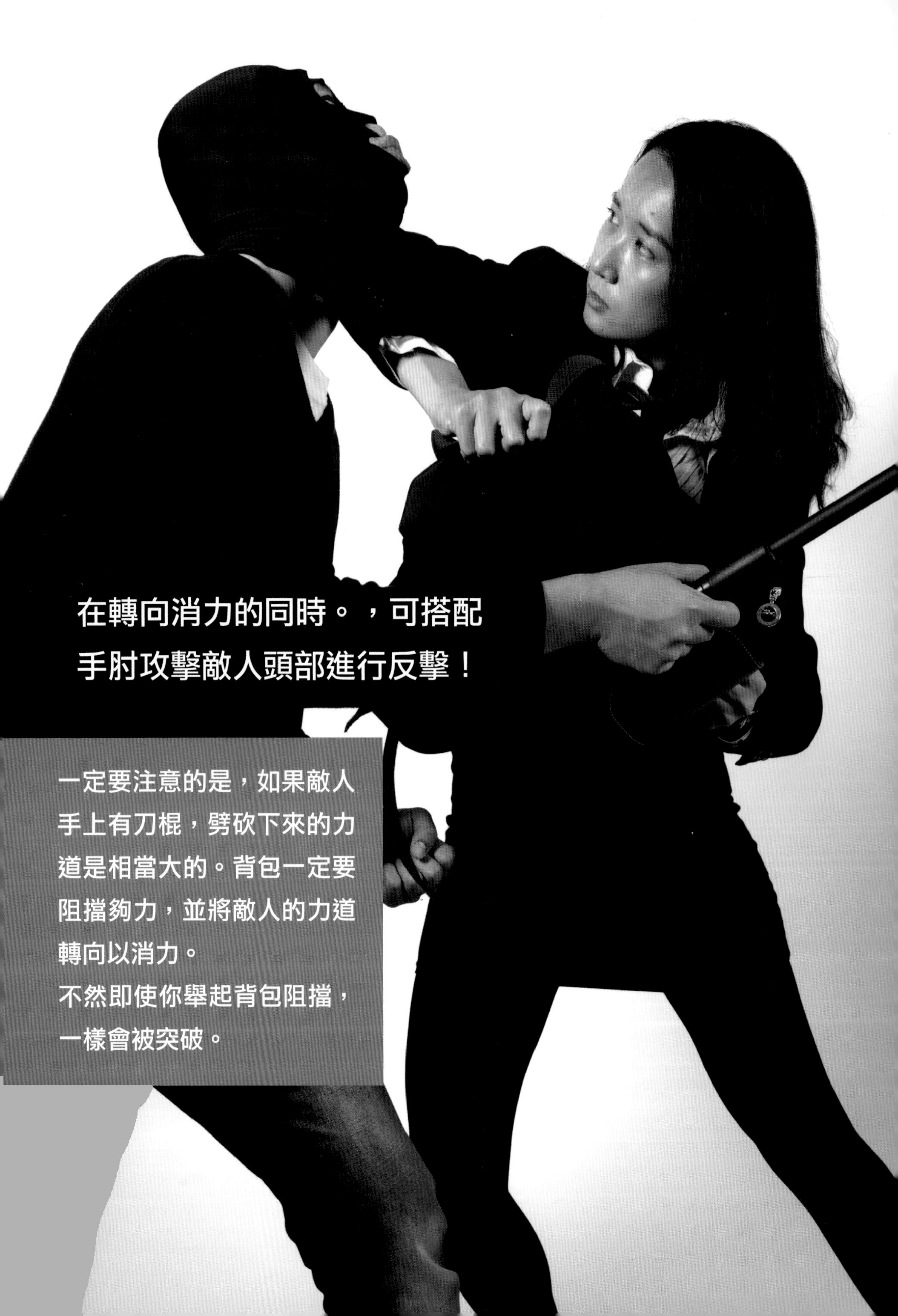

在轉向消力的同時。，可搭配
手肘攻擊敵人頭部進行反擊！

一定要注意的是，如果敵人
手上有刀棍，劈砍下來的力
道是相當大的。背包一定要
阻擋夠力，並將敵人的力道
轉向以消力。
不然即使你舉起背包阻擋，
一樣會被突破。

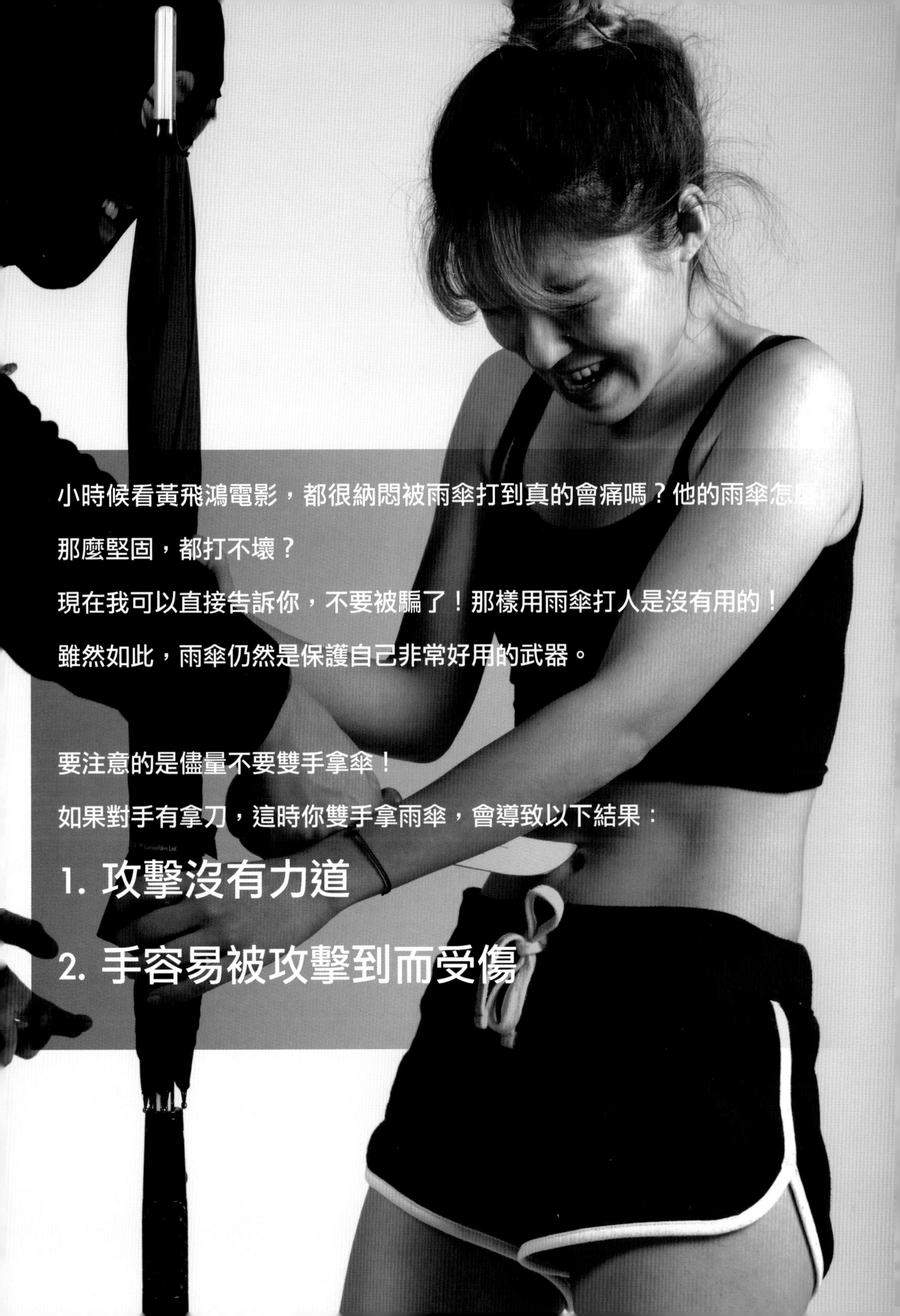

小時候看黃飛鴻電影，都很納悶被雨傘打到真的會痛嗎？他的雨傘怎麼那麼堅固，都打不壞？

現在我可以直接告訴你，不要被騙了！那樣用雨傘打人是沒有用的！

雖然如此，雨傘仍然是保護自己非常好用的武器。

要注意的是儘量不要雙手拿傘！

如果對手有拿刀，這時你雙手拿雨傘，會導致以下結果：

1. 攻擊沒有力道

2. 手容易被攻擊到而受傷

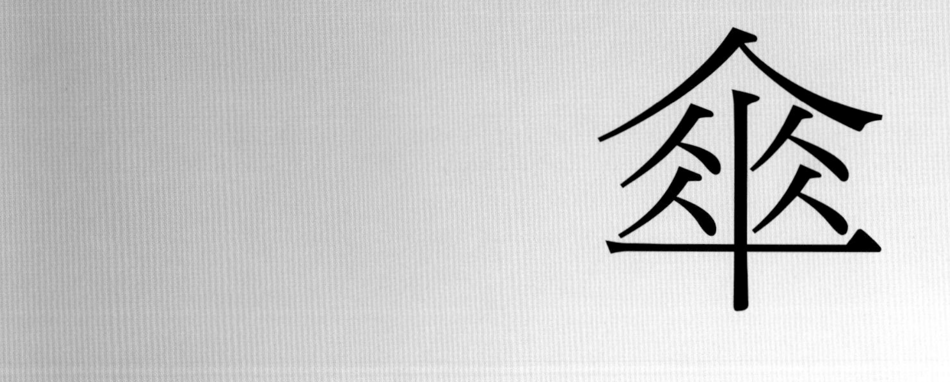

正確有效的雨傘拿法是西洋劍拿法。

在將自己的身體與敵人拉開距離的同時，伺機往敵人的喉嚨或頭部刺下去。

當然，如果有得選的時候，還是儘量不要用雨傘。因為雨傘實在太脆弱，太容易被抓住或損壞。

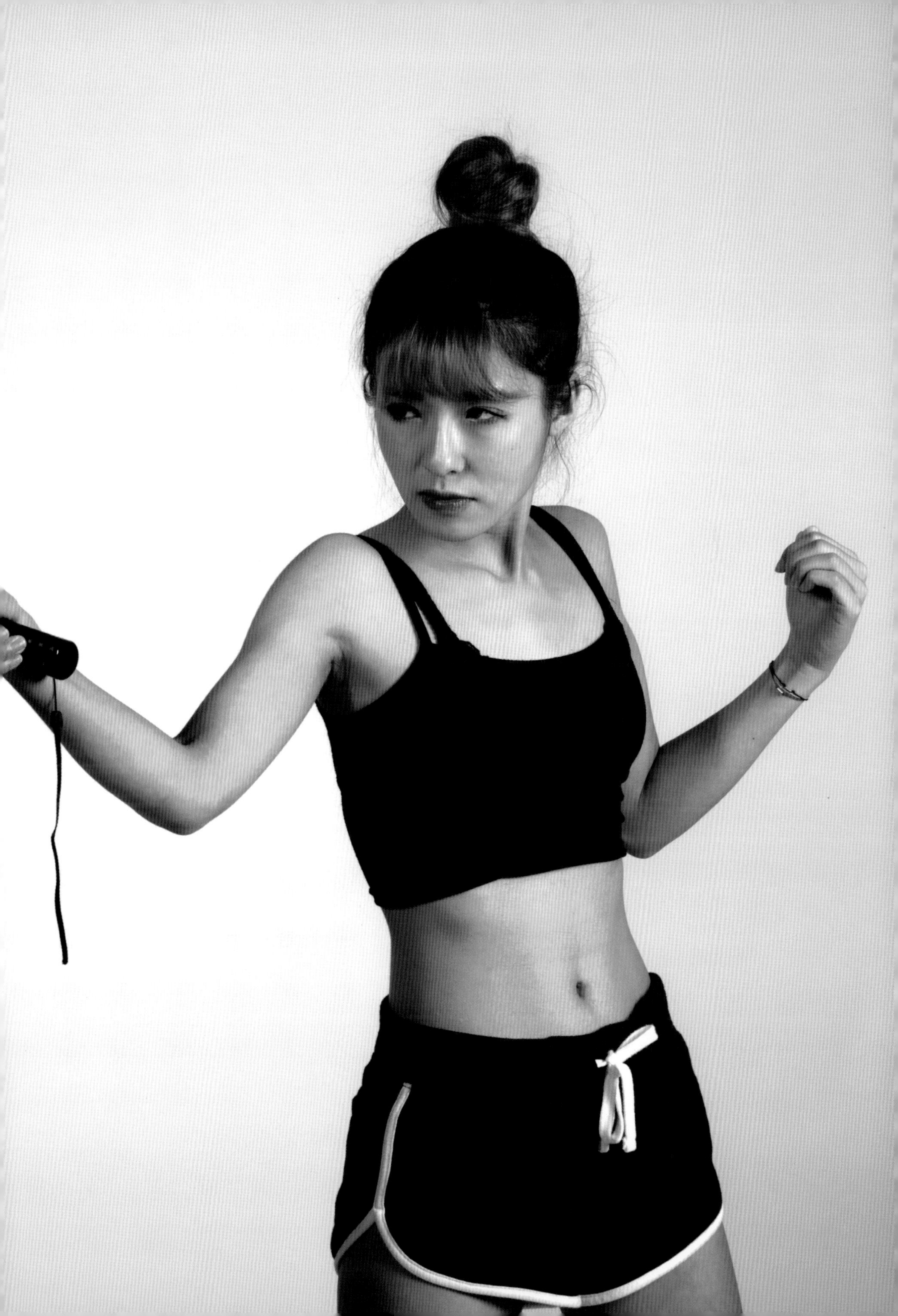

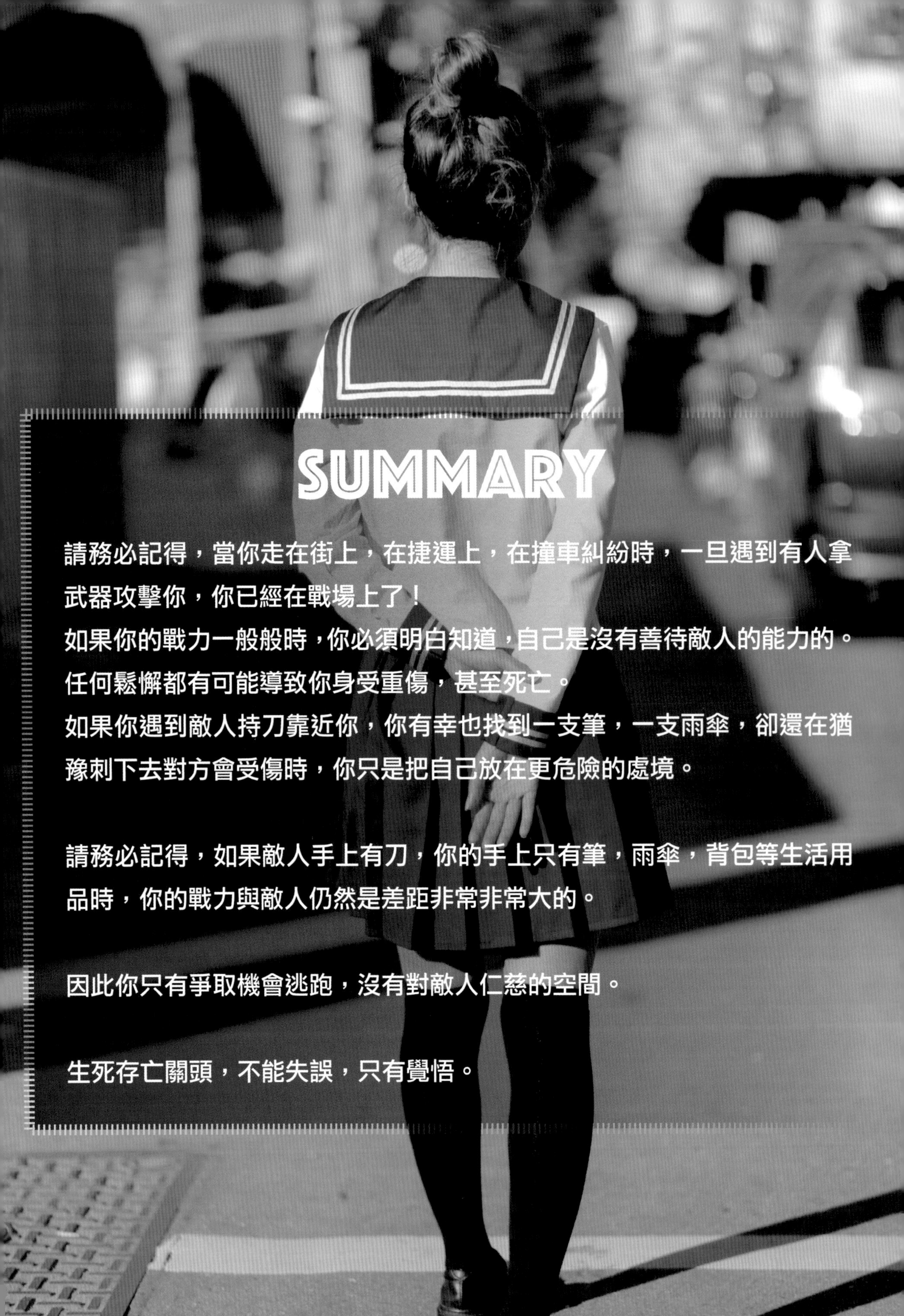

SUMMARY

請務必記得，當你走在街上，在捷運上，在撞車糾紛時，一旦遇到有人拿武器攻擊你，你已經在戰場上了！

如果你的戰力一般般時，你必須明白知道，自己是沒有善待敵人的能力的。

任何鬆懈都有可能導致你身受重傷，甚至死亡。

如果你遇到敵人持刀靠近你，你有幸也找到一支筆，一支雨傘，卻還在猶豫刺下去對方會受傷時，你只是把自己放在更危險的處境。

請務必記得，如果敵人手上有刀，你的手上只有筆，雨傘，背包等生活用品時，你的戰力與敵人仍然是差距非常非常大的。

因此你只有爭取機會逃跑，沒有對敵人仁慈的空間。

生死存亡關頭，不能失誤，只有覺悟。

Chapter 3

可能遇到的危險情境模擬

Case 1 在女廁遇到壞人抓住你的手，如何掙脫？

1
在公園裡的女廁梳妝，準備要離開時……

2
門口出現一個怪人！！！
3
怪人突然抓住我的手
要把我拉走！

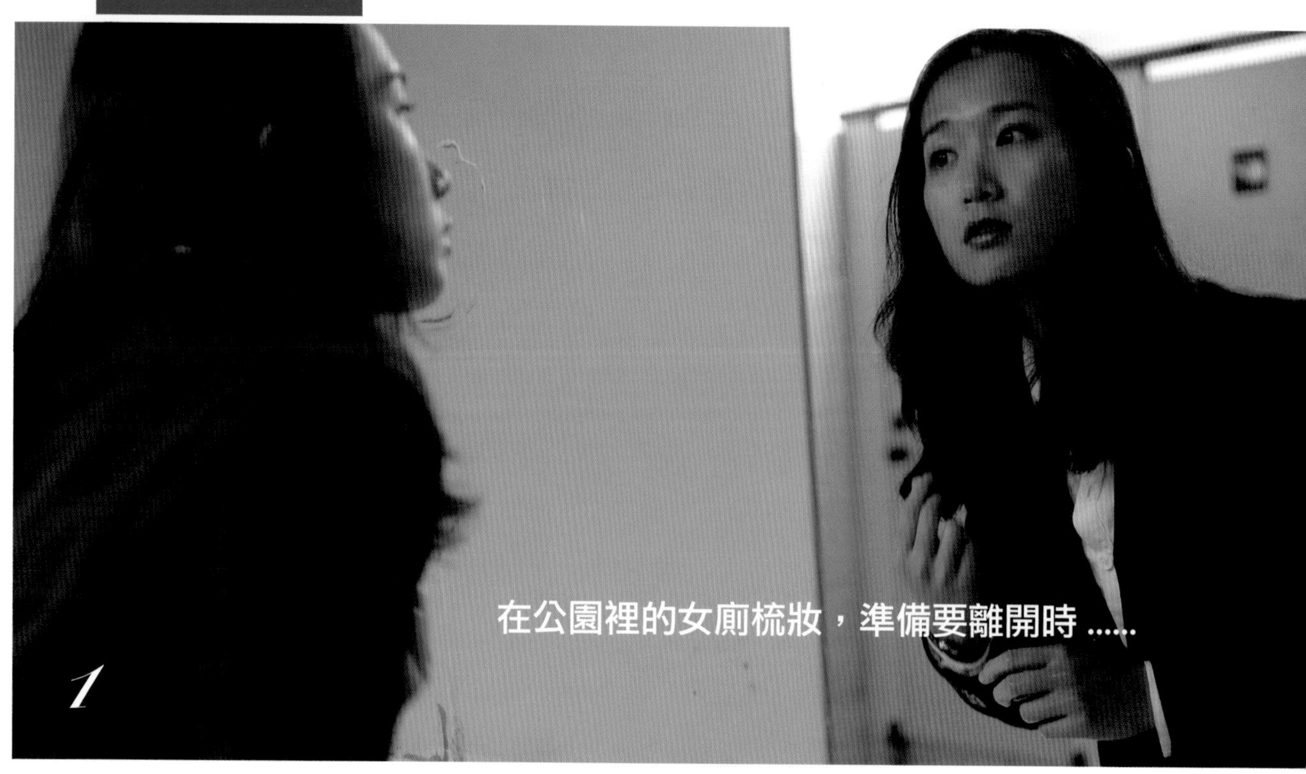

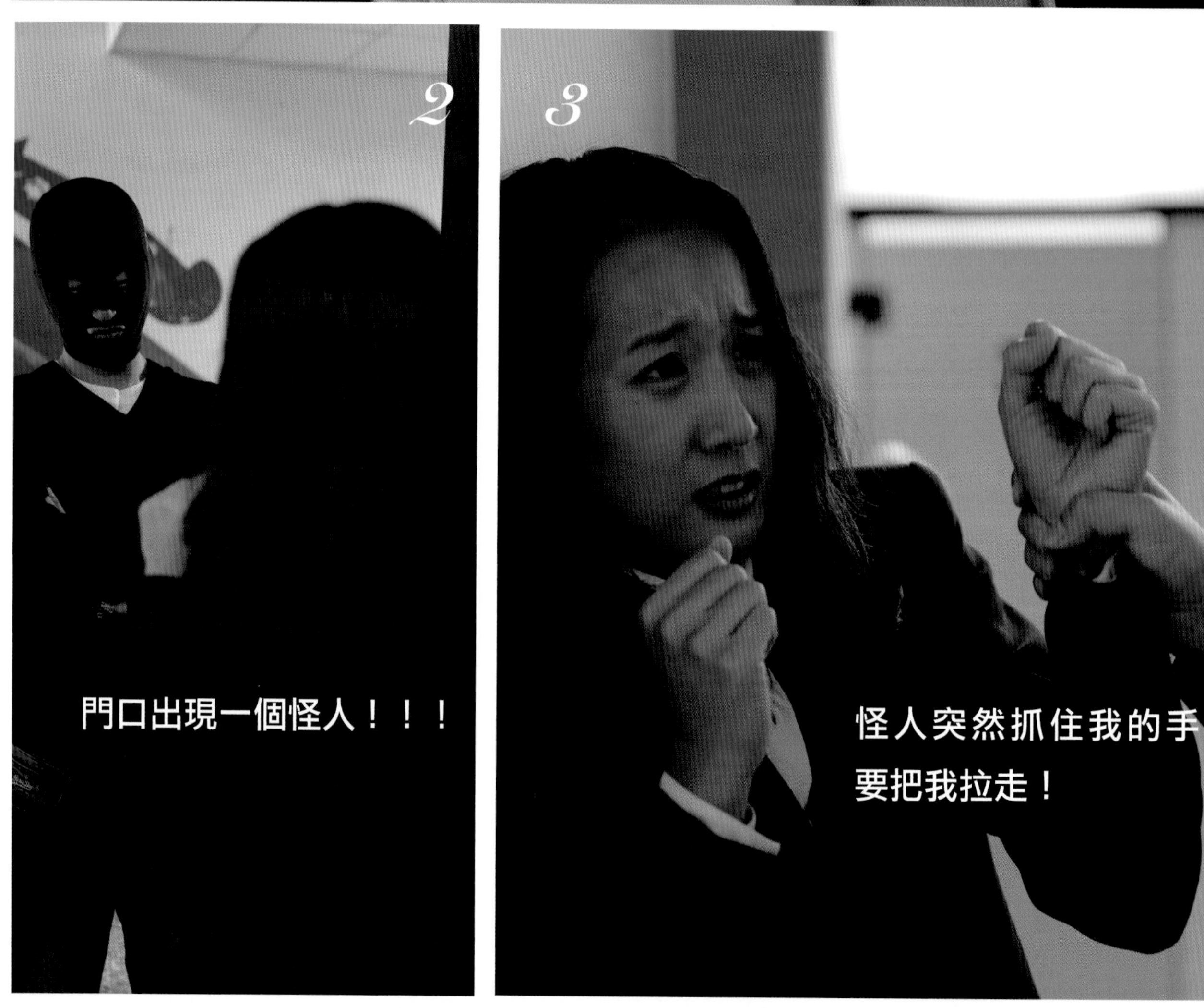

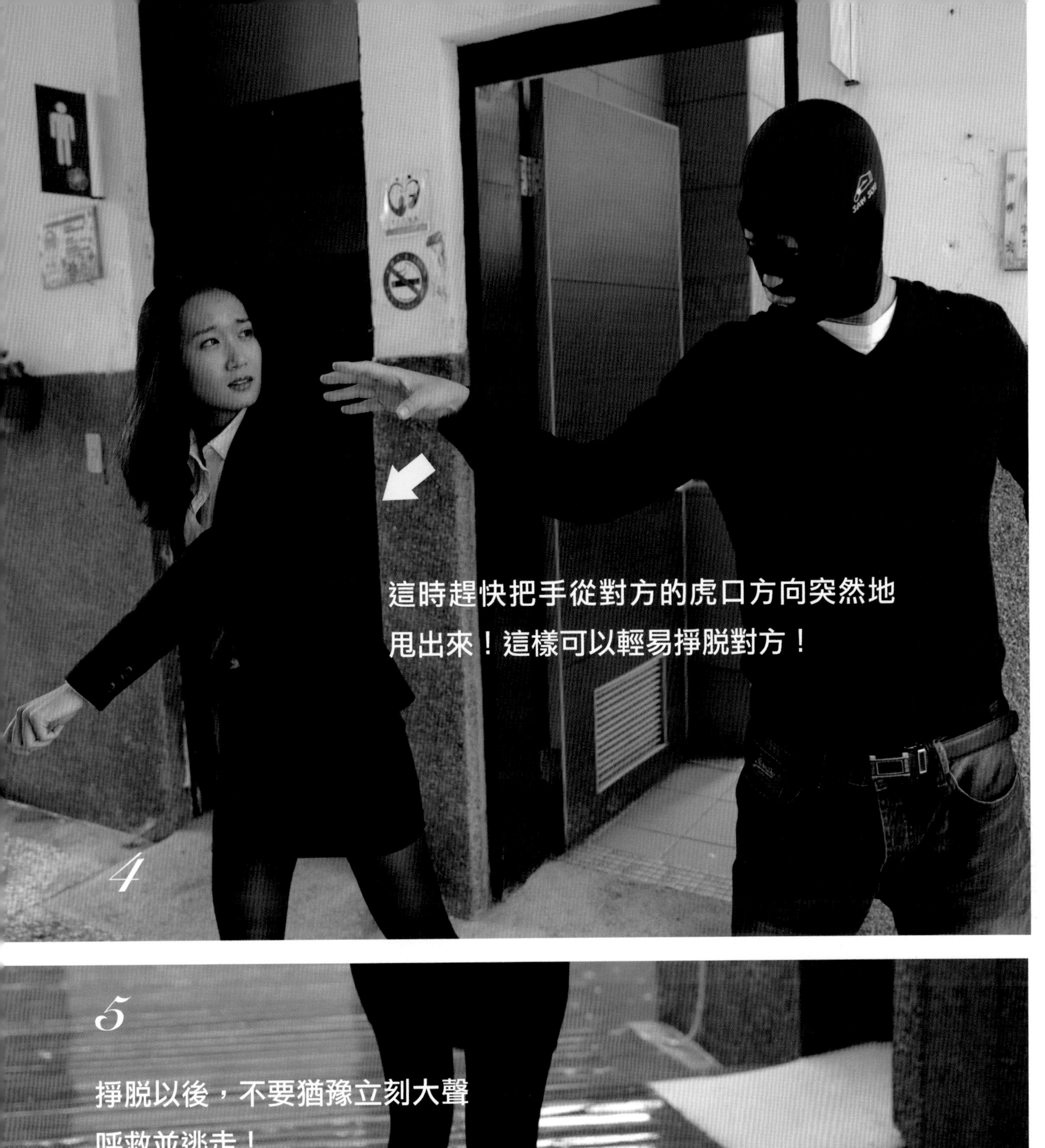
這時趕快把手從對方的虎口方向突然地
甩出來！這樣可以輕易掙脫對方！
4

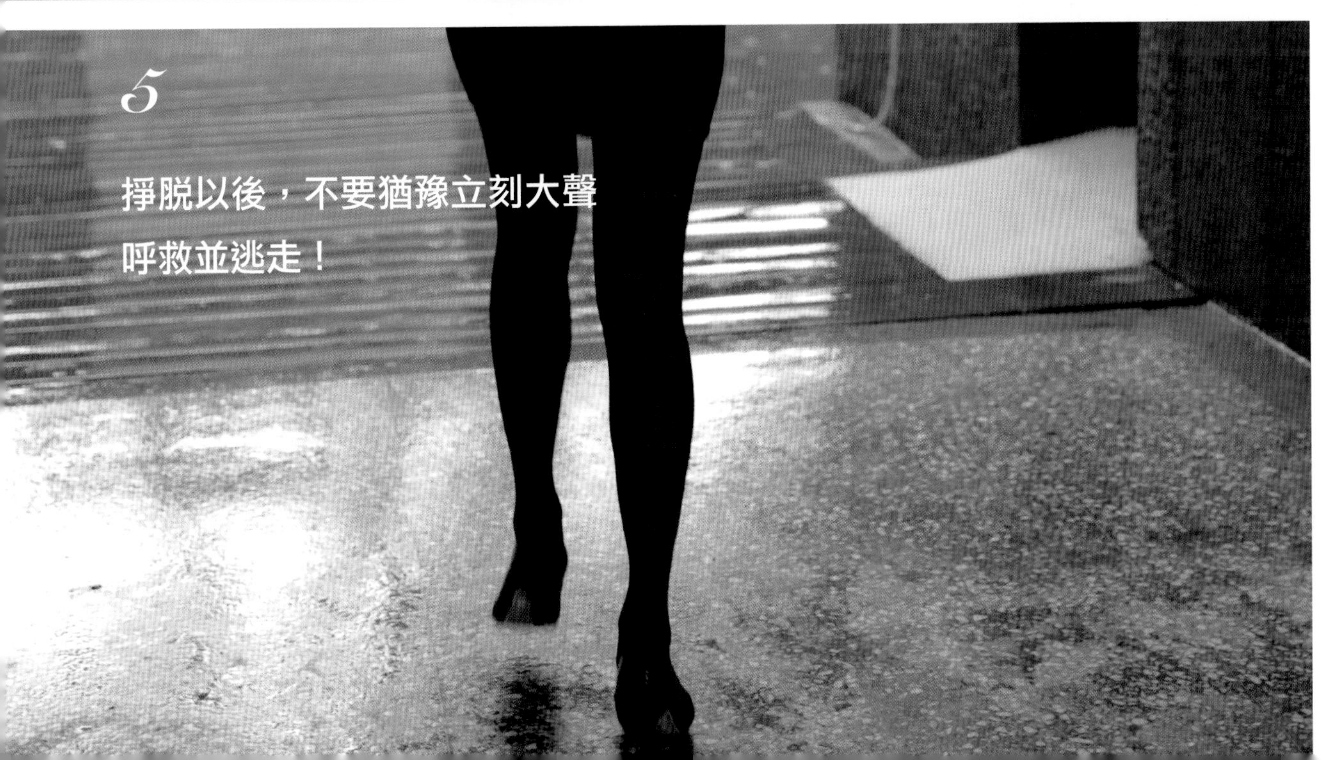
5
掙脫以後，不要猶豫立刻大聲
呼救並逃走！

Case 2 被人從後面抱住，如何掙脫？

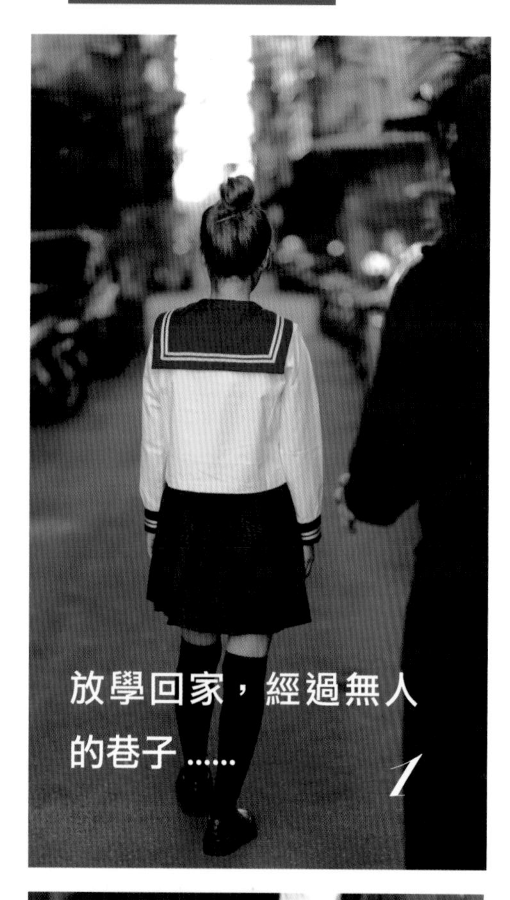

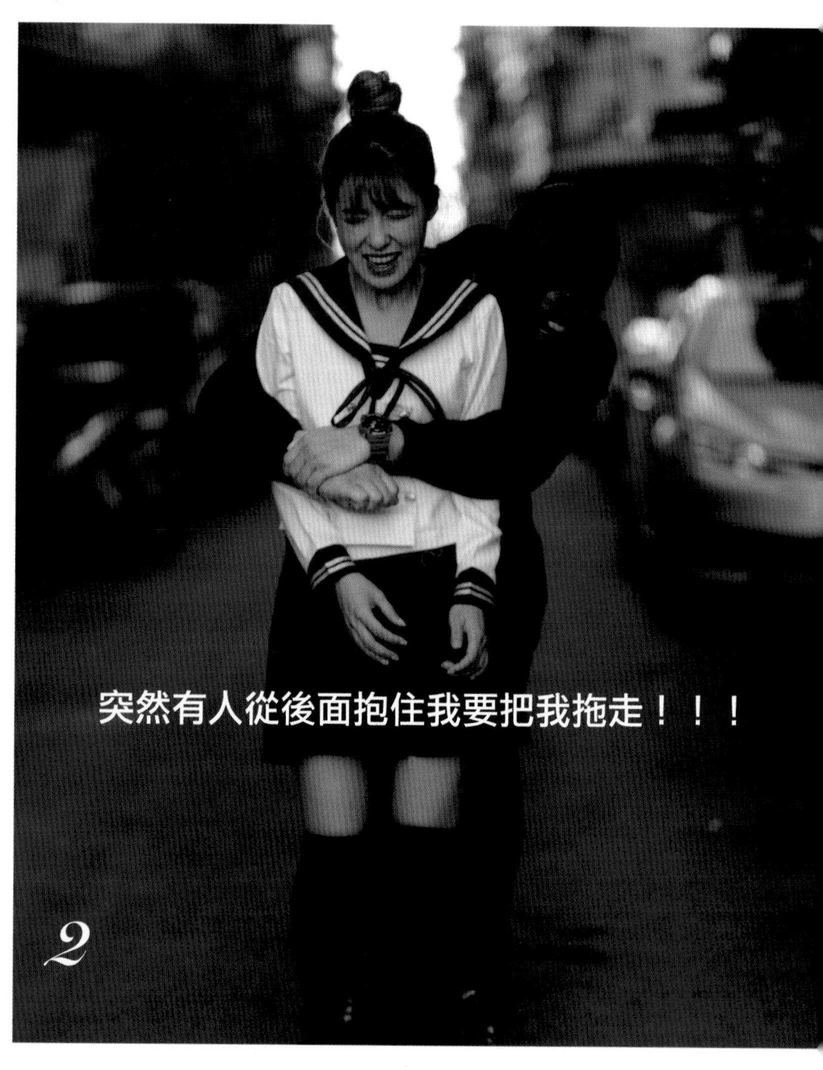

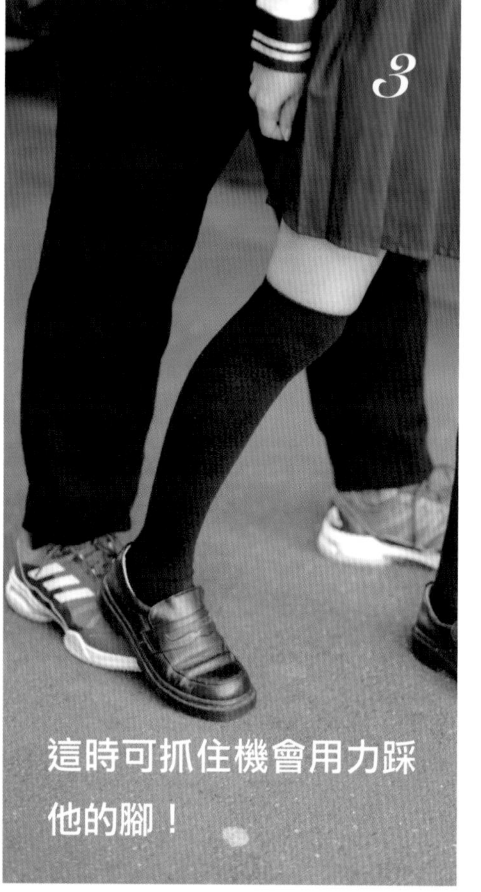

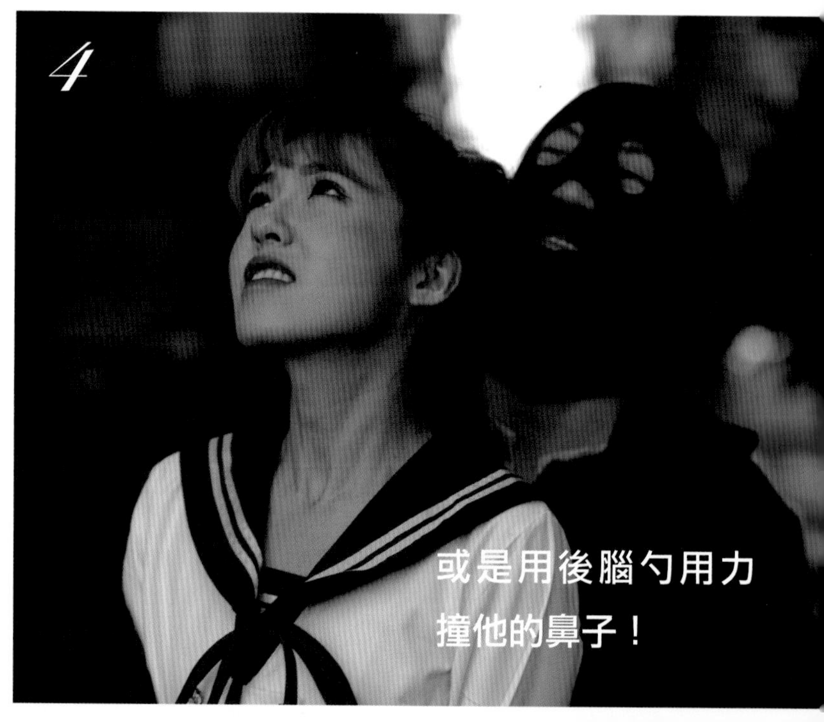

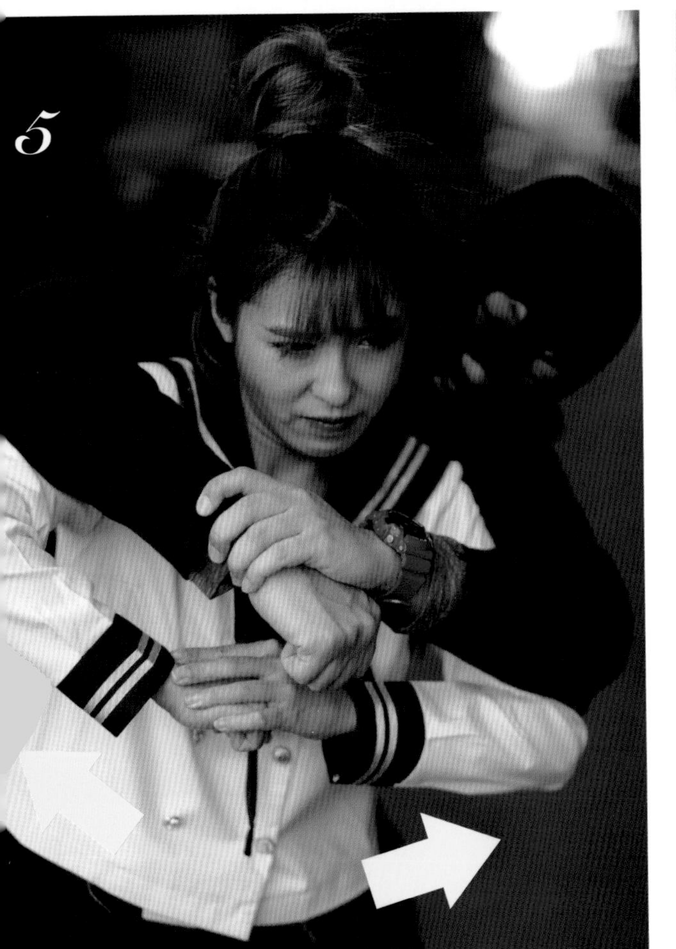

5

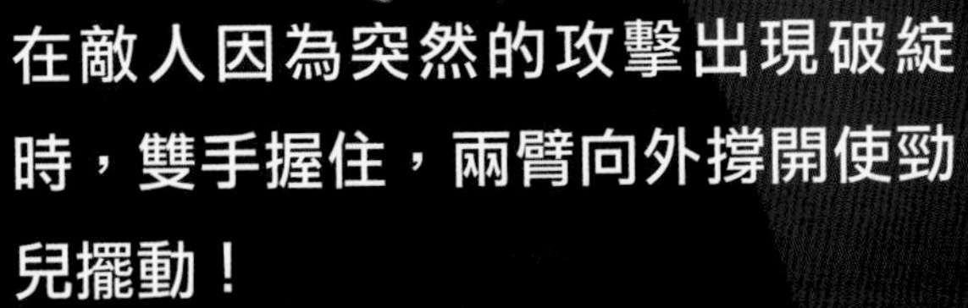

在敵人因為突然的攻擊出現破綻時，雙手握住，兩臂向外撐開使勁兒擺動！

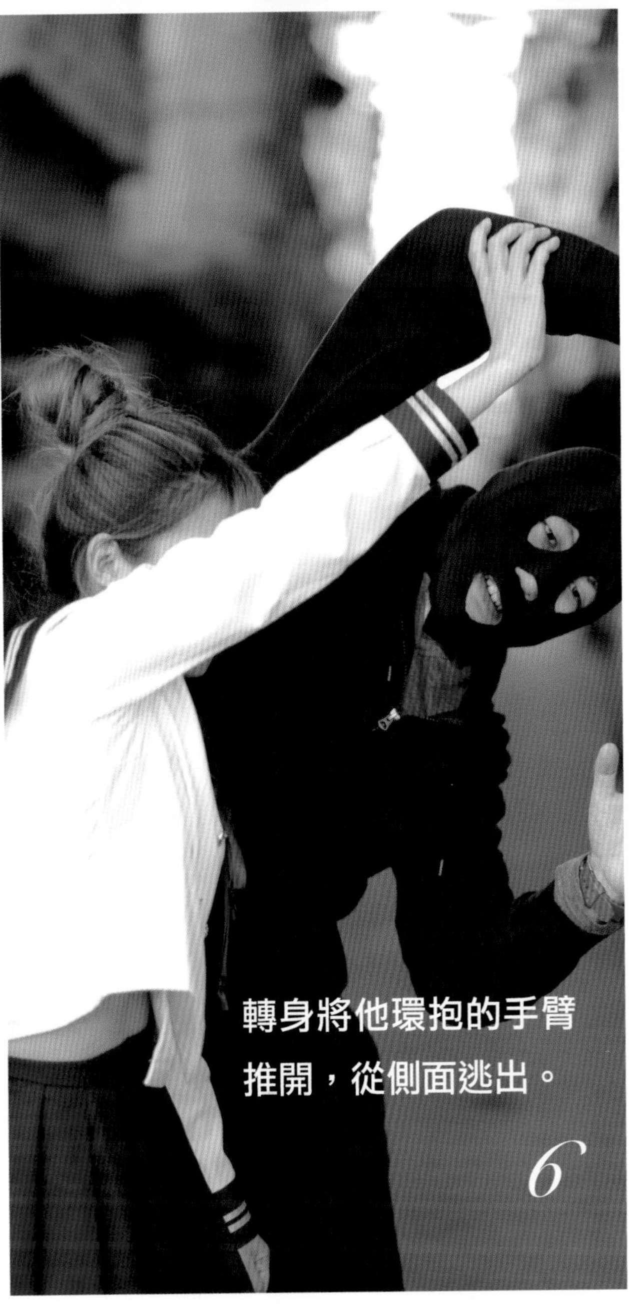

轉身將他環抱的手臂推開，從側面逃出。

6

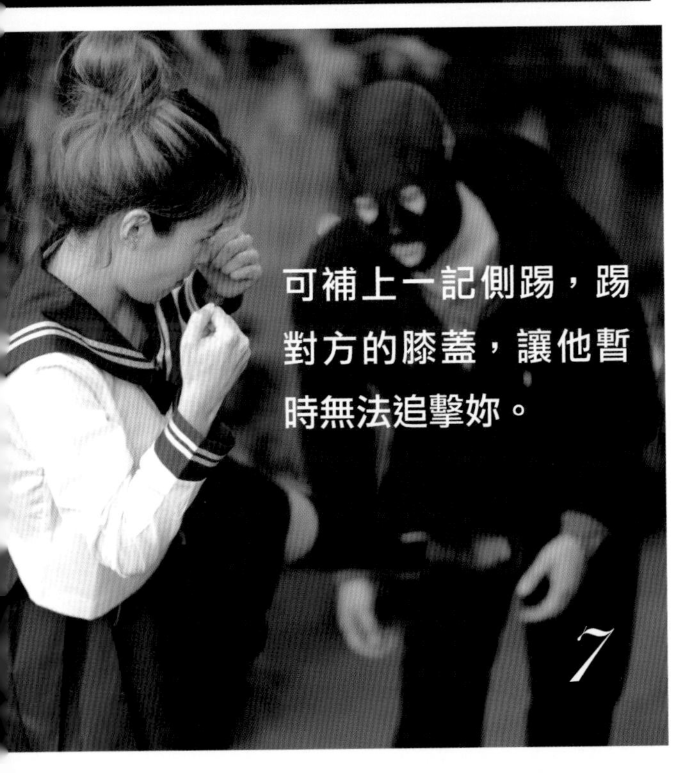

可補上一記側踢，踢對方的膝蓋，讓他暫時無法追擊妳。

7

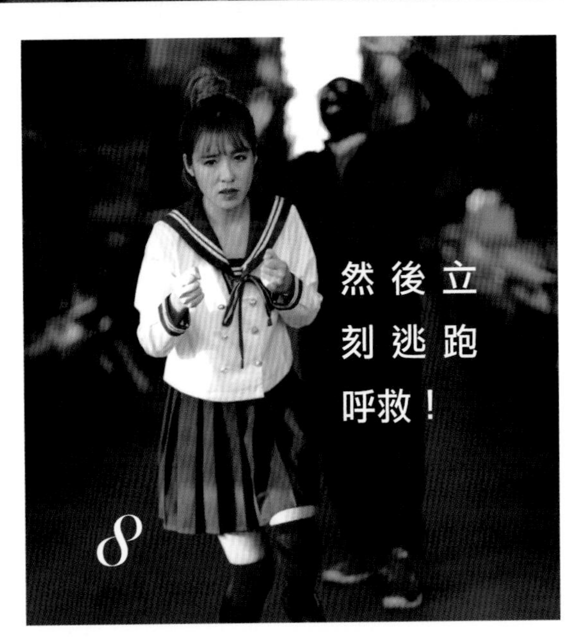

然後立刻逃跑呼救！

8

Case 3 遇到有人襲胸怎麼辦？

突然有怪人衝出來襲胸！！
1

2
這時要保持鎮靜

3
跨步側身閃躲過對方
攻擊的路線。

4
可順勢攻擊對方面部
或喉嚨。

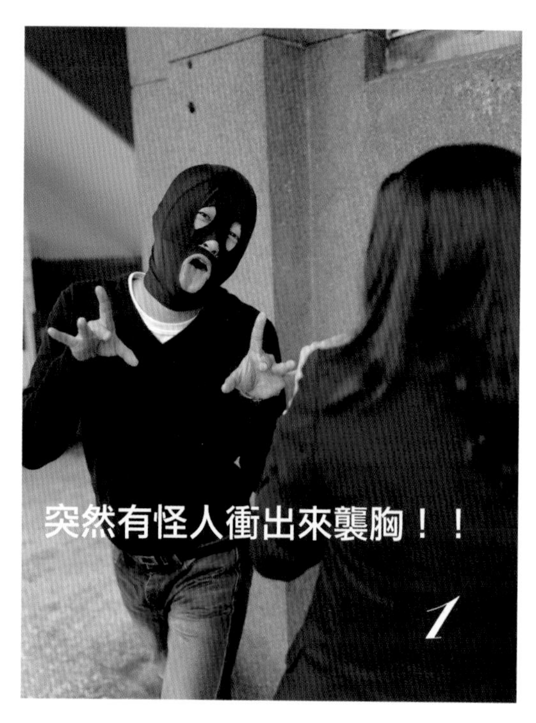

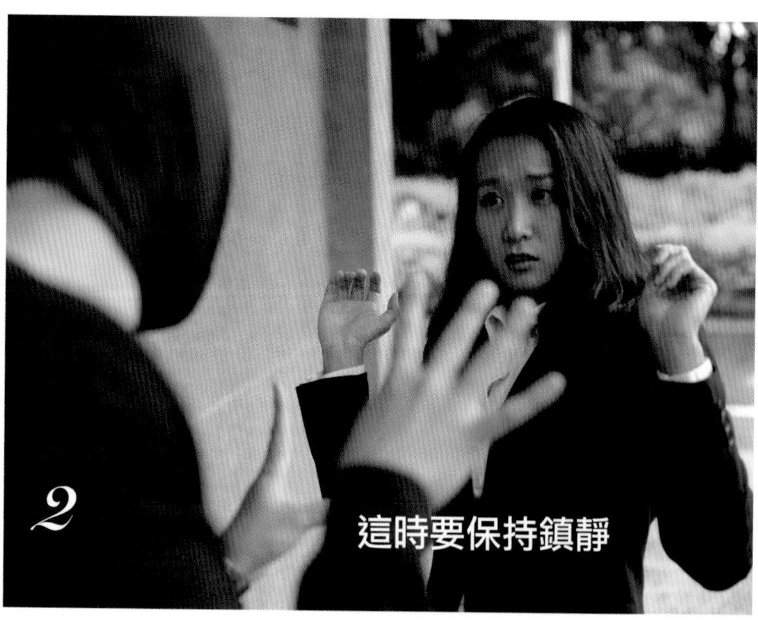

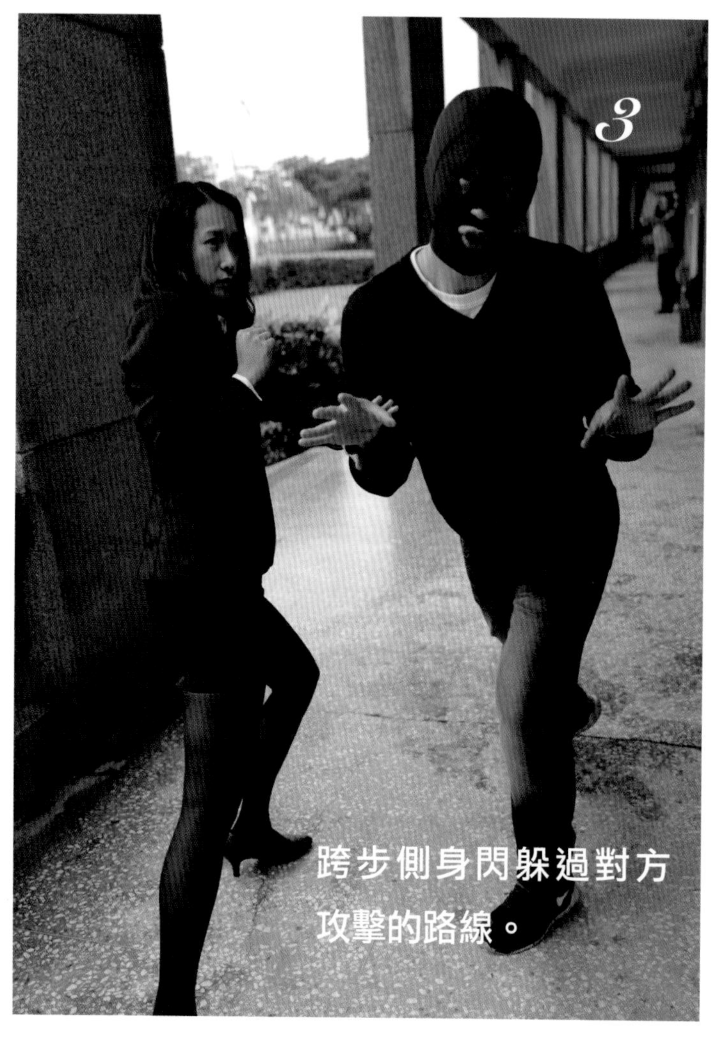

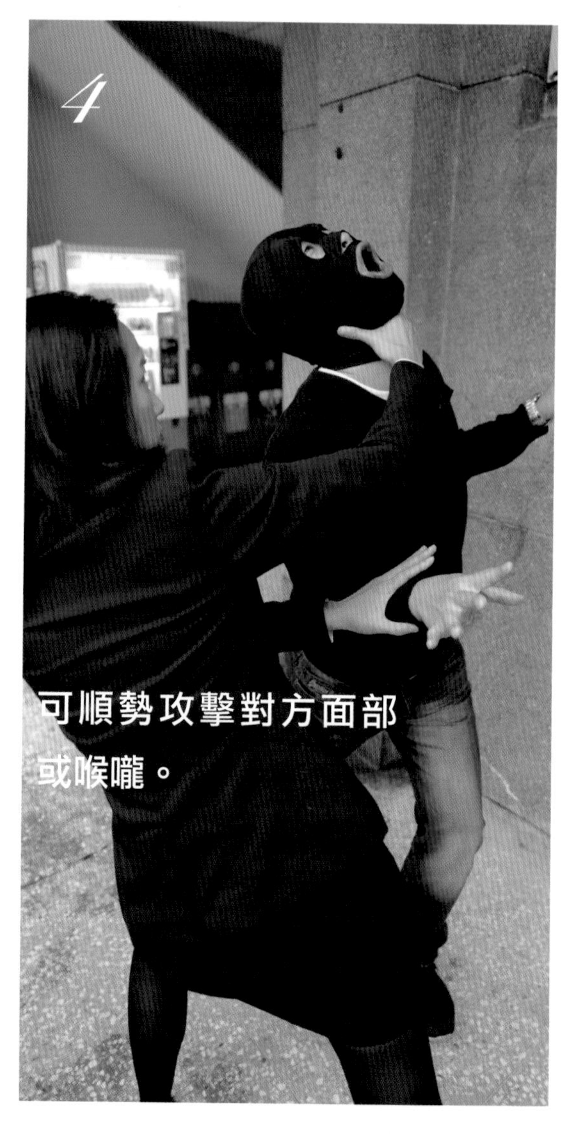

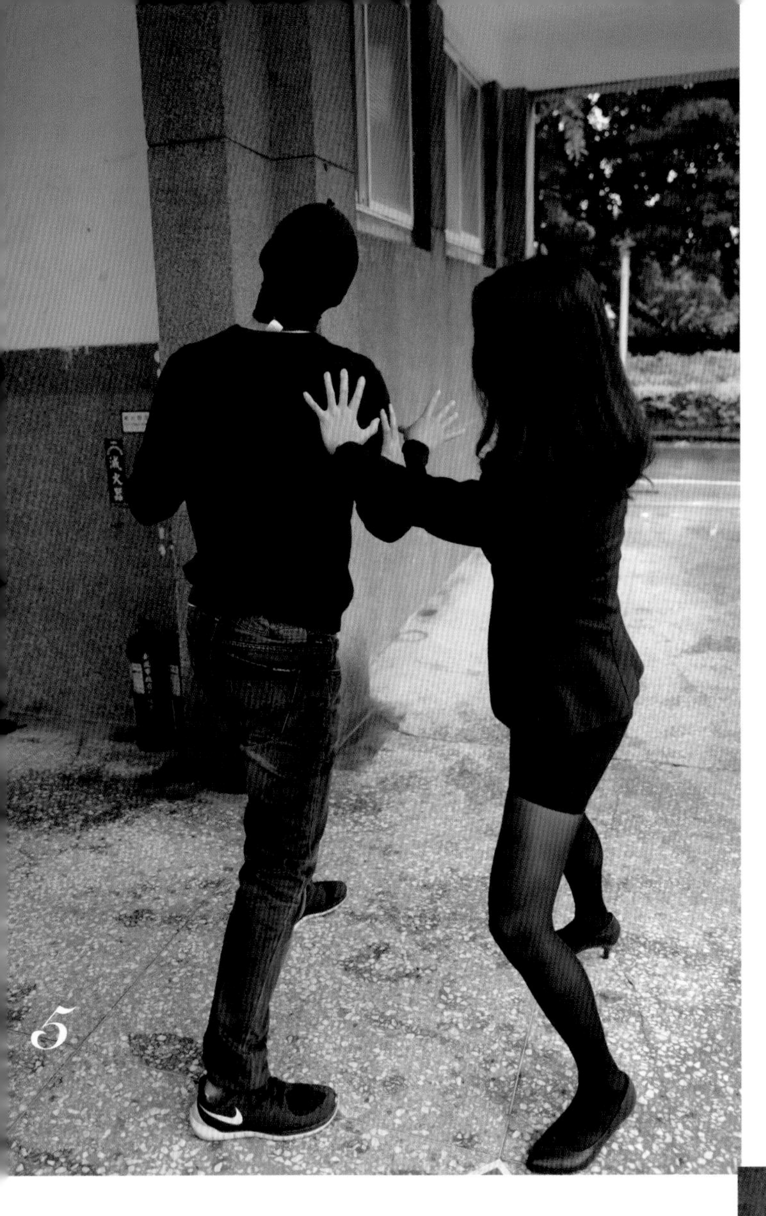

之後使勁兒
將敵人用力
推開！

並利用那股力道
讓自己脫離敵人，
並轉身逃跑！

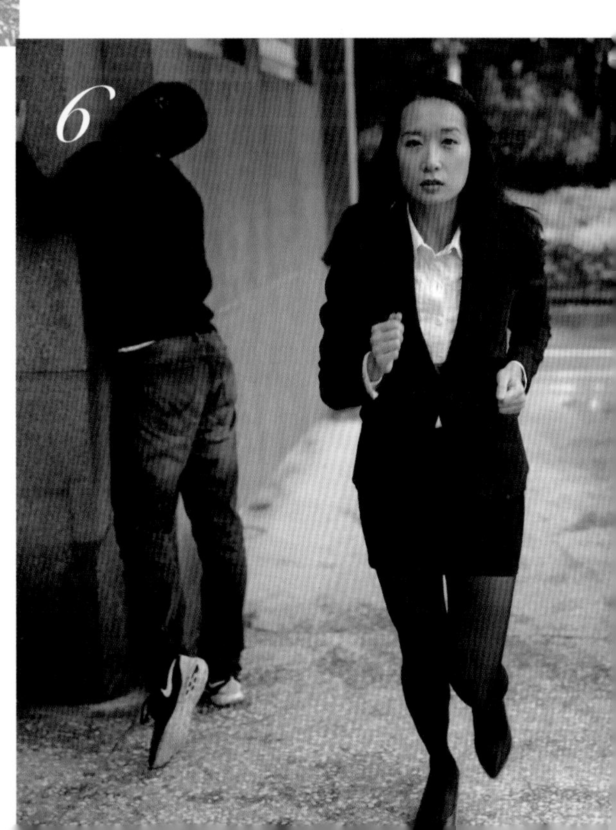

Case 4　遇到有人要打自己巴掌！？

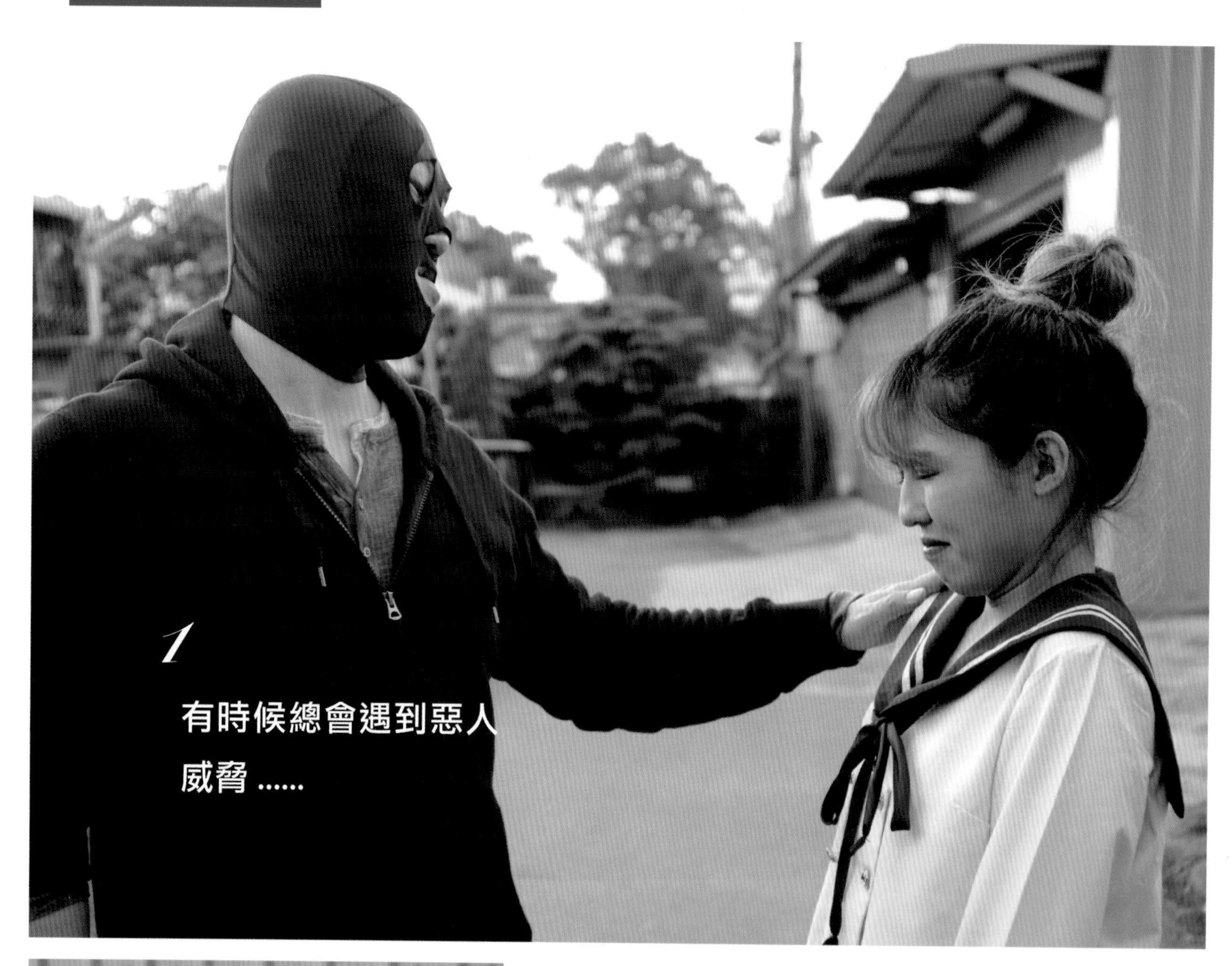

1

有時候總會遇到惡人威脅……

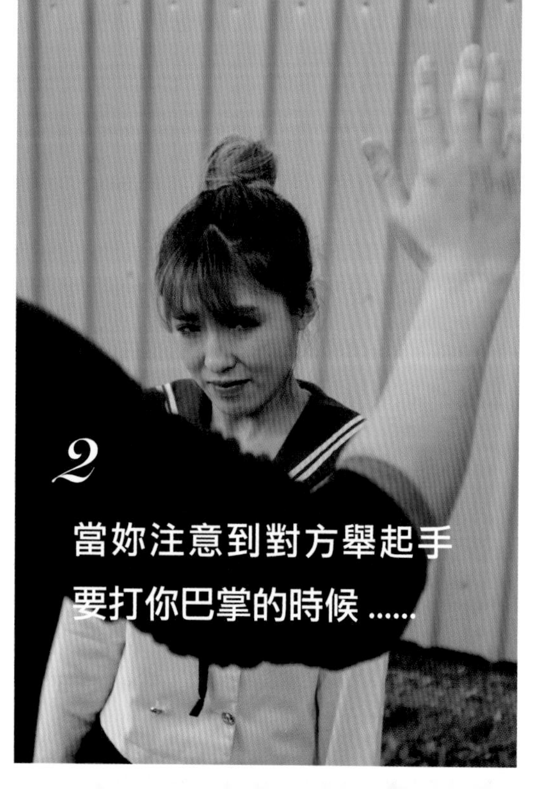

2

當妳注意到對方舉起手要打你巴掌的時候……

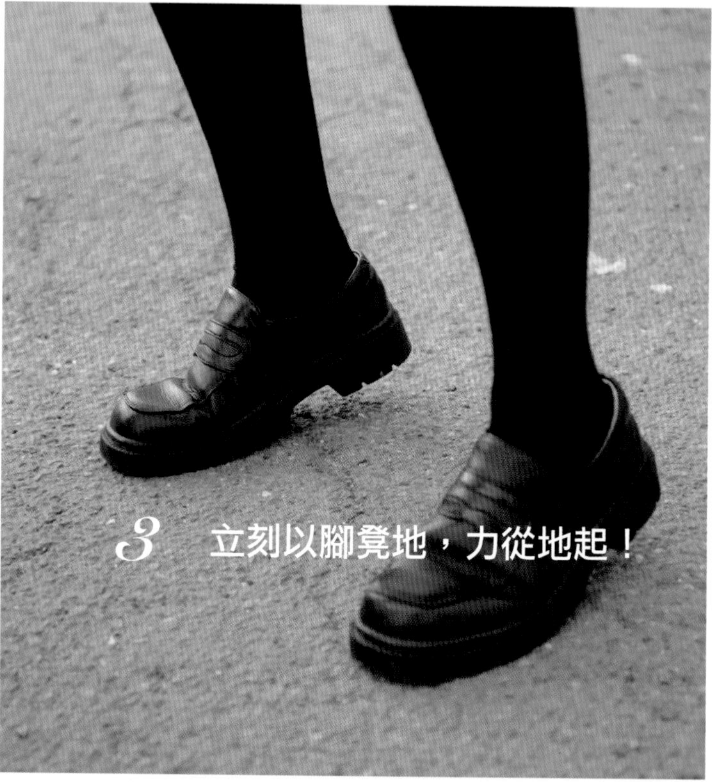

3　立刻以腳凳地，力從地起！

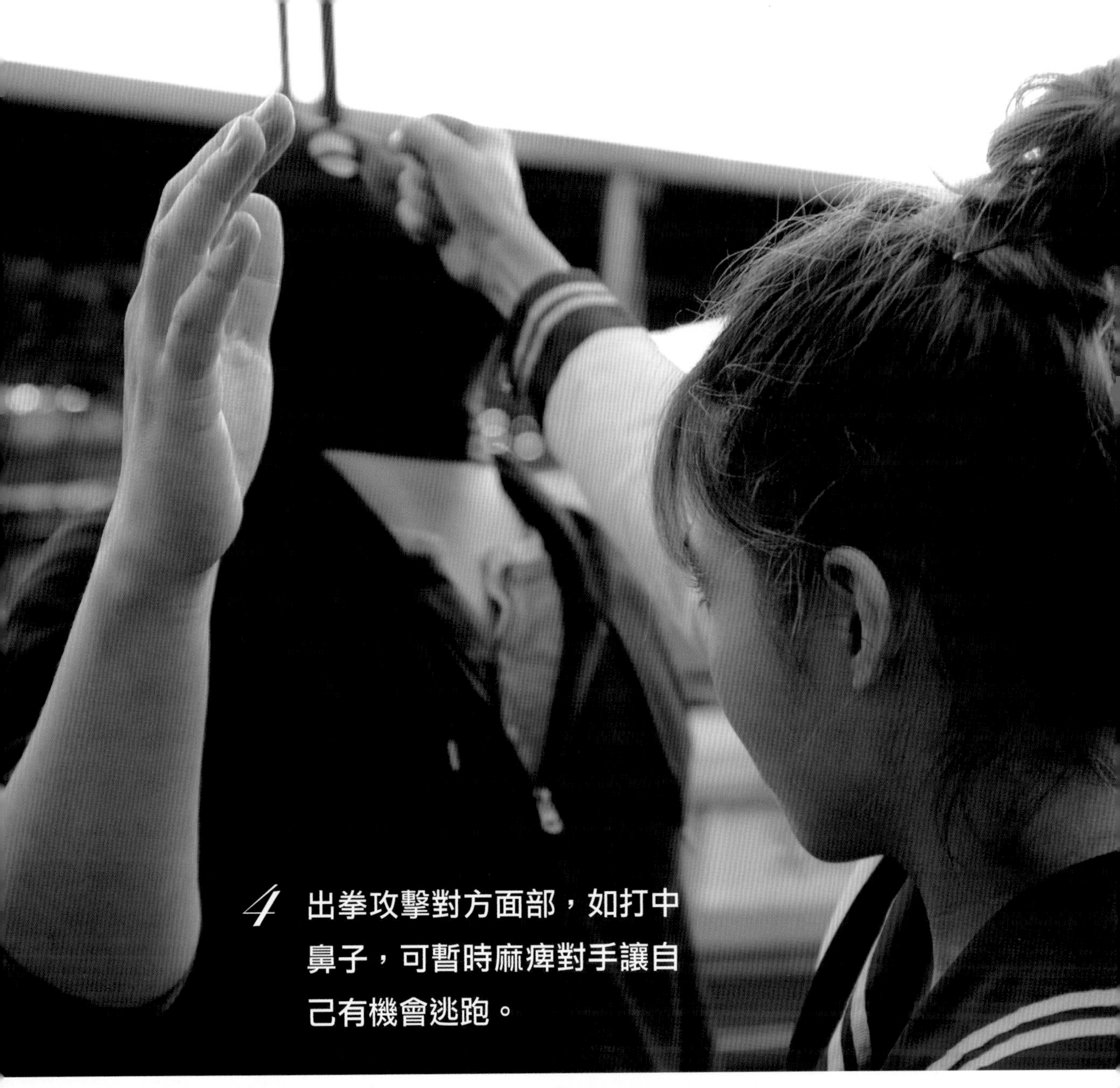

4 出拳攻擊對方面部，如打中鼻子，可暫時麻痺對手讓自己有機會逃跑。

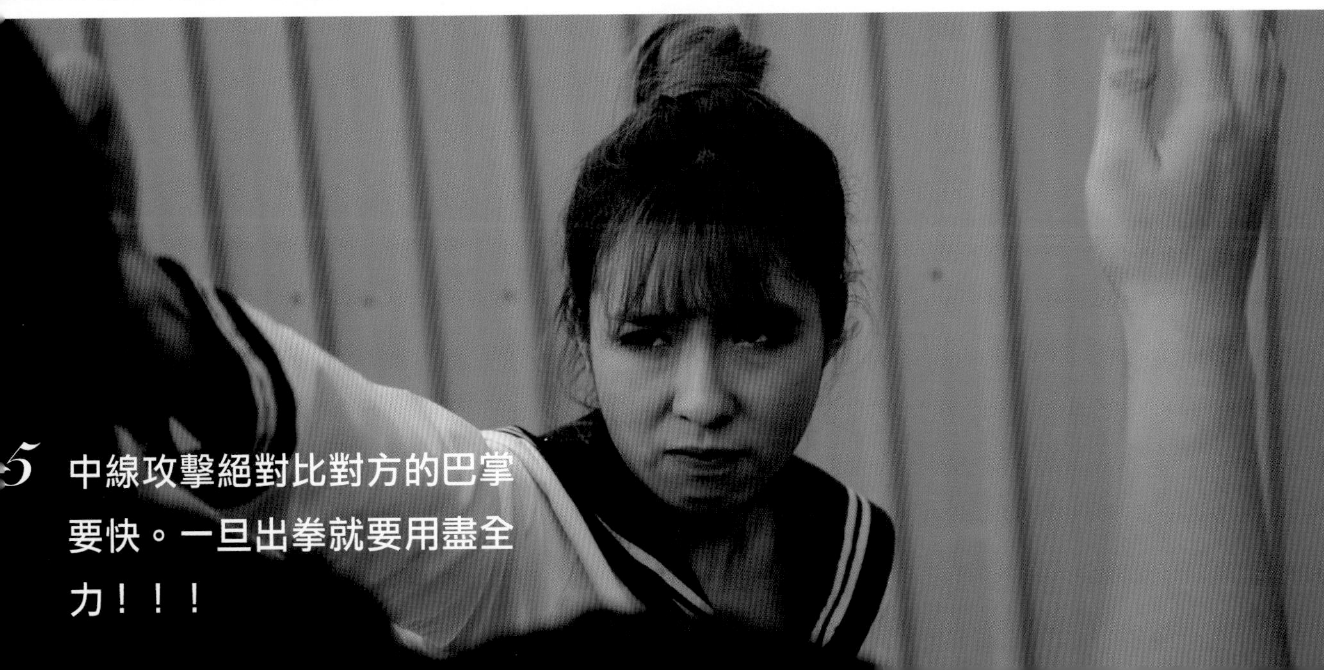

5 中線攻擊絕對比對方的巴掌要快。一旦出拳就要用盡全力！！！

Case 5 遇到惡男友掐妳的脖子？

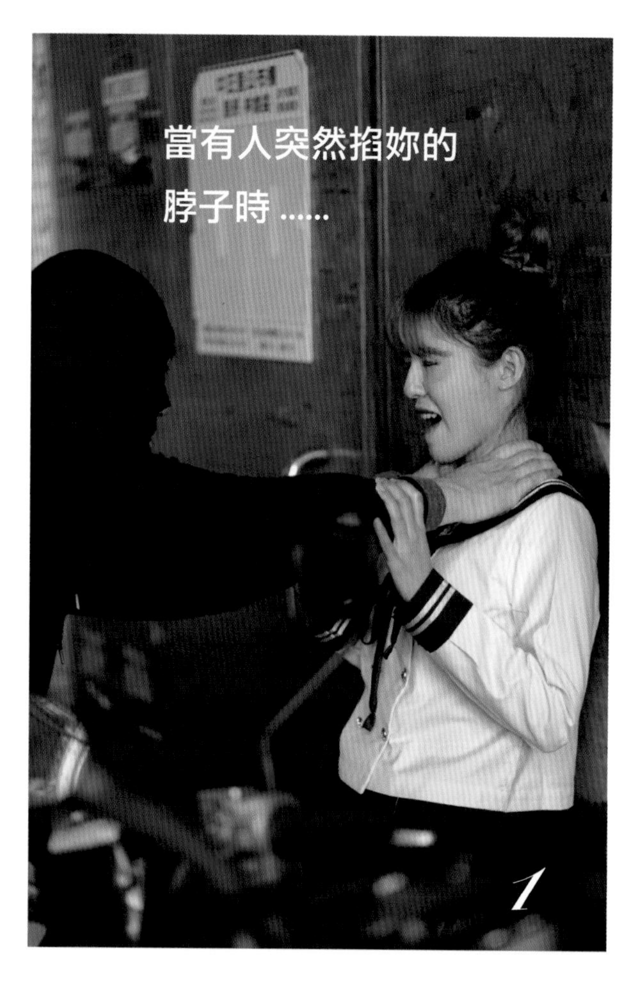

1 當有人突然掐妳的脖子時……

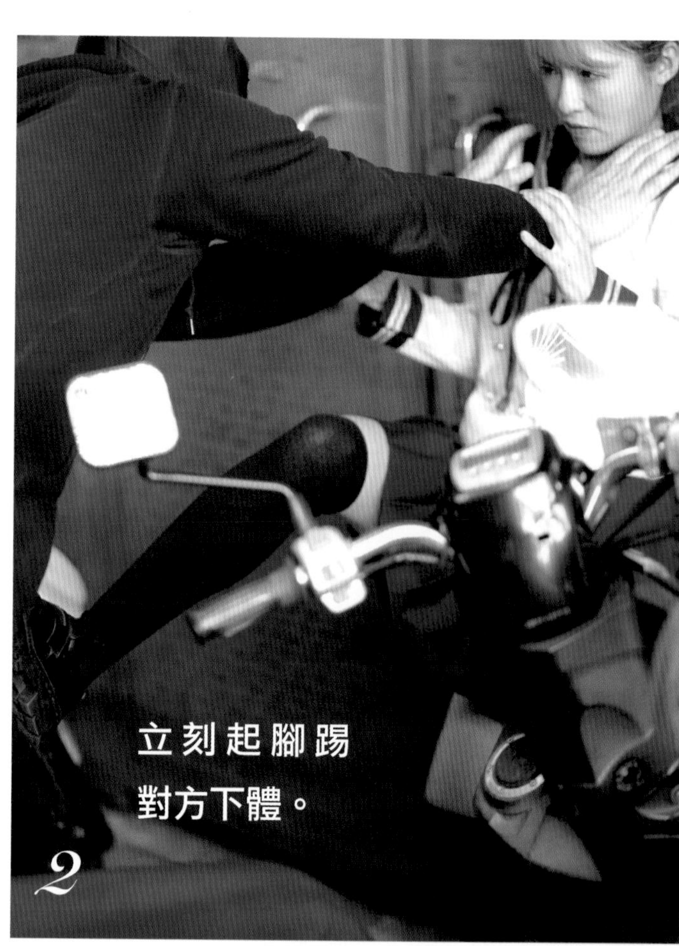

2 立刻起腳踢對方下體。

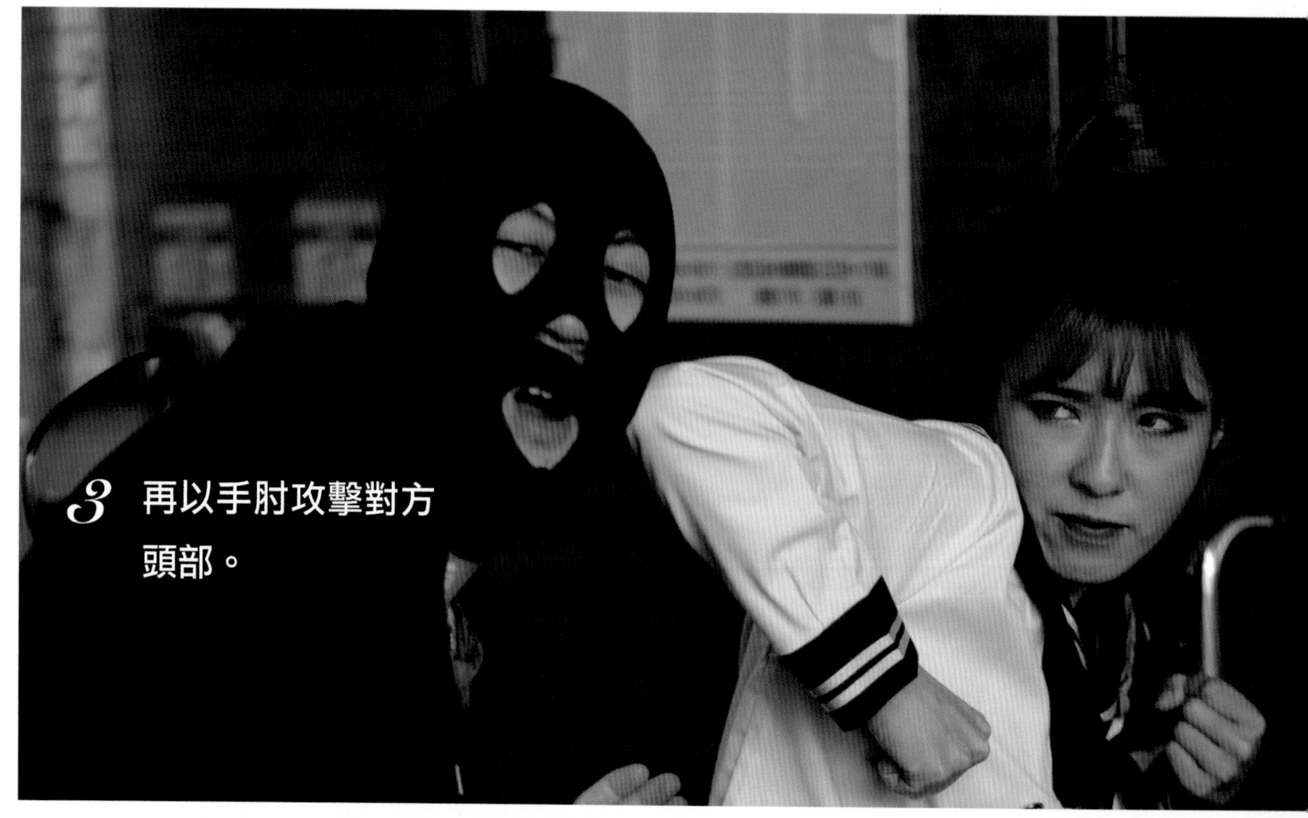

3 再以手肘攻擊對方頭部。

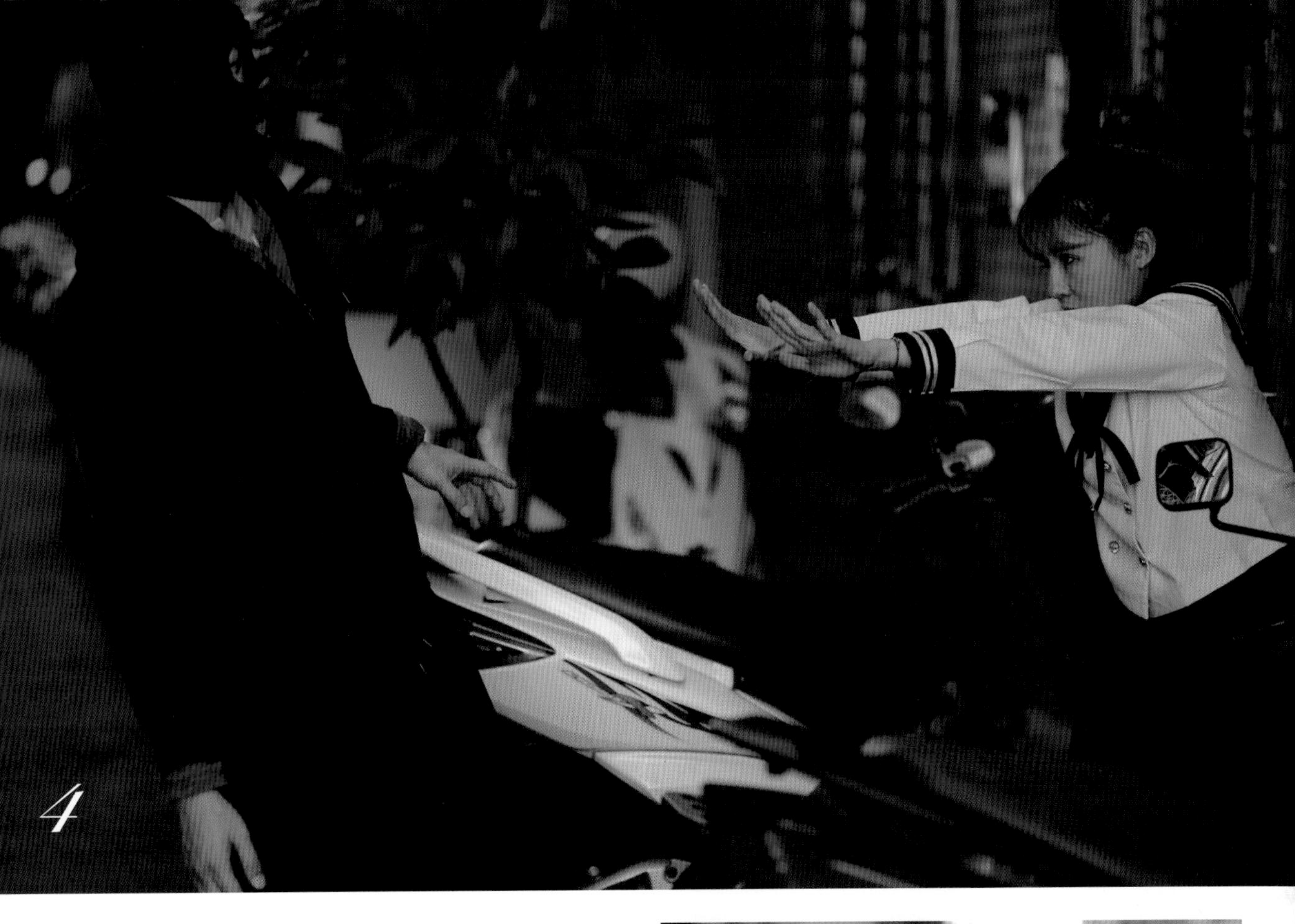

在對方因為攻擊露出破綻時，全力將對方推開，進而逃跑！

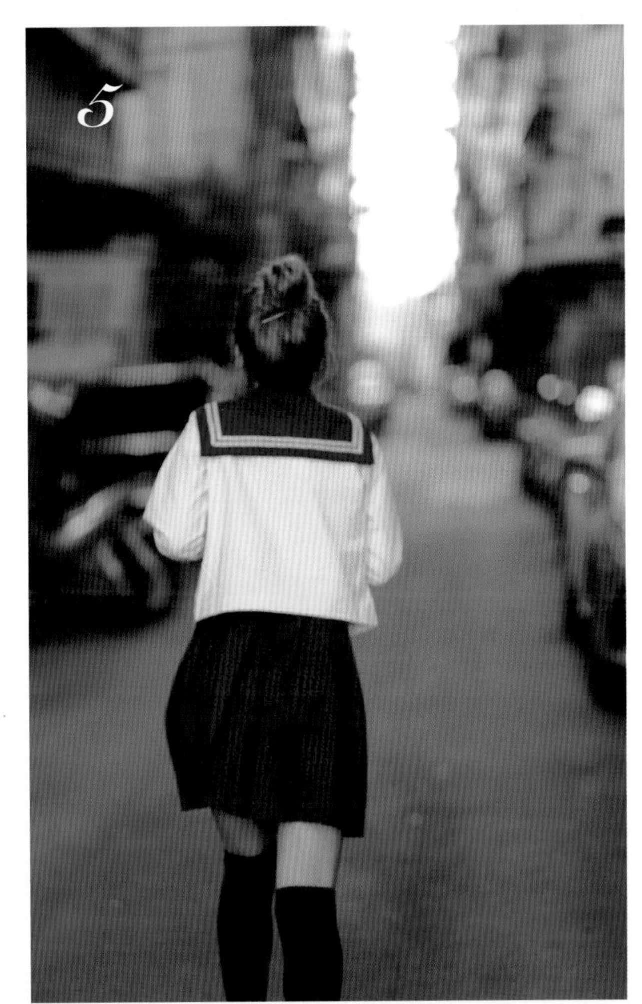

Case 6 黑夜回家感到有人尾隨？

1 感覺到有人在尾隨妳嗎？

2 隨時偷喵後方，確認敵人
距離以及是否有敵意。

3
將兩手握實。

4 在對方要攻擊妳時，
先將手肘往後上提攻
擊對方頭部！

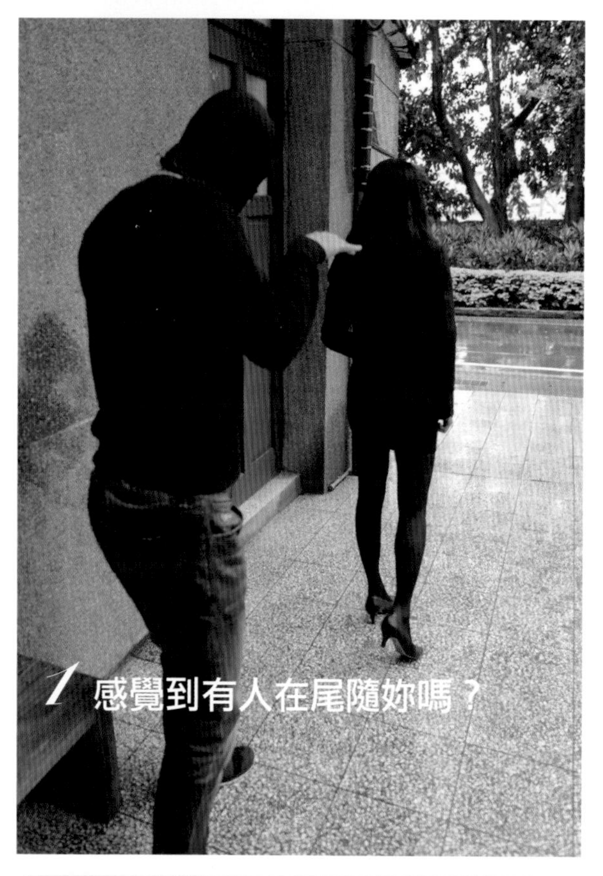

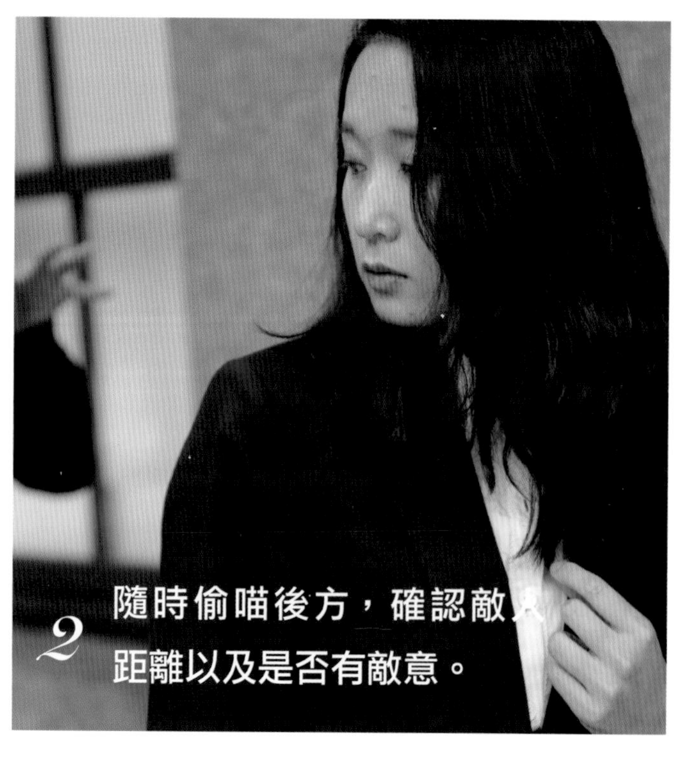

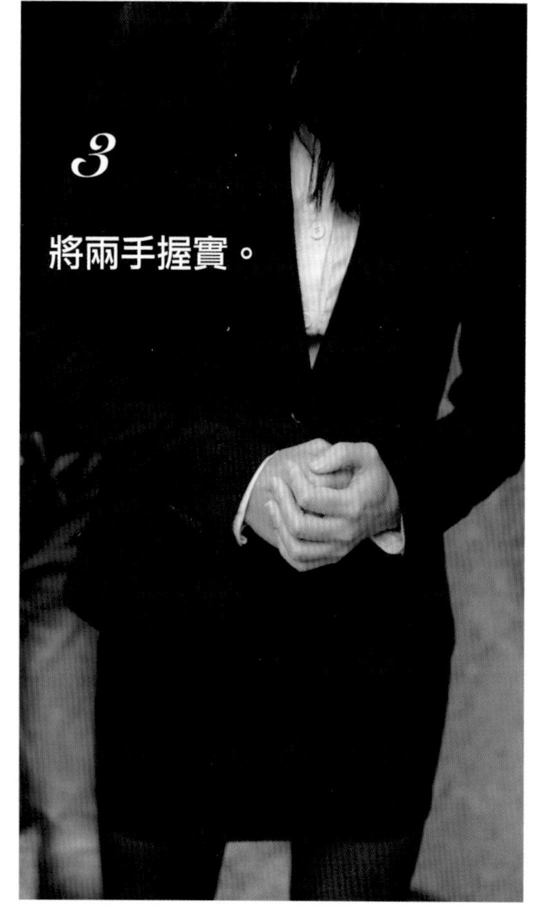

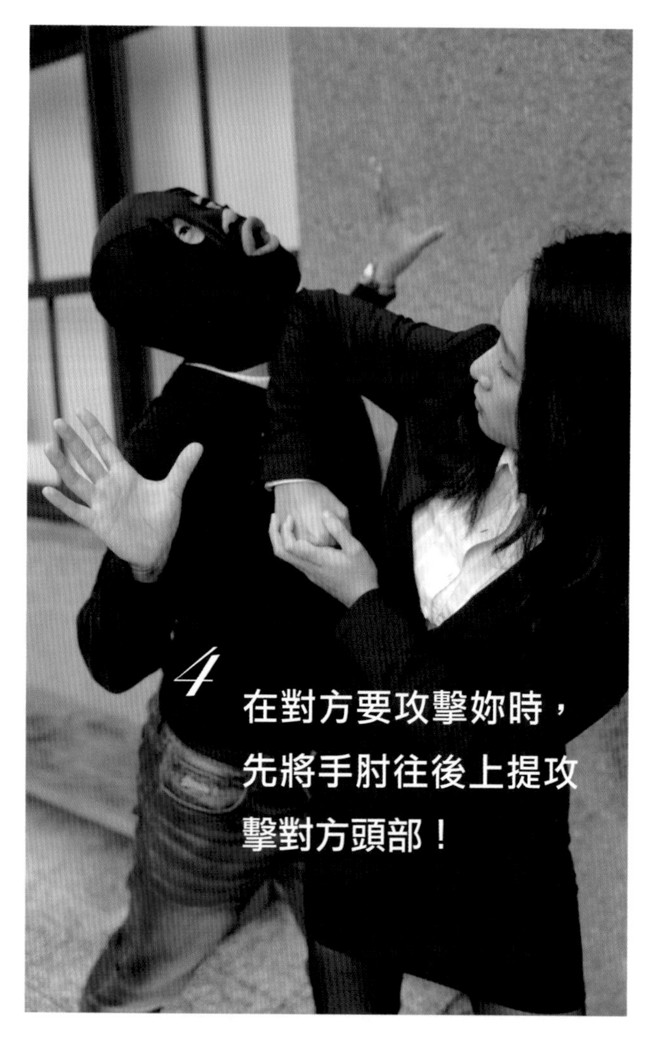

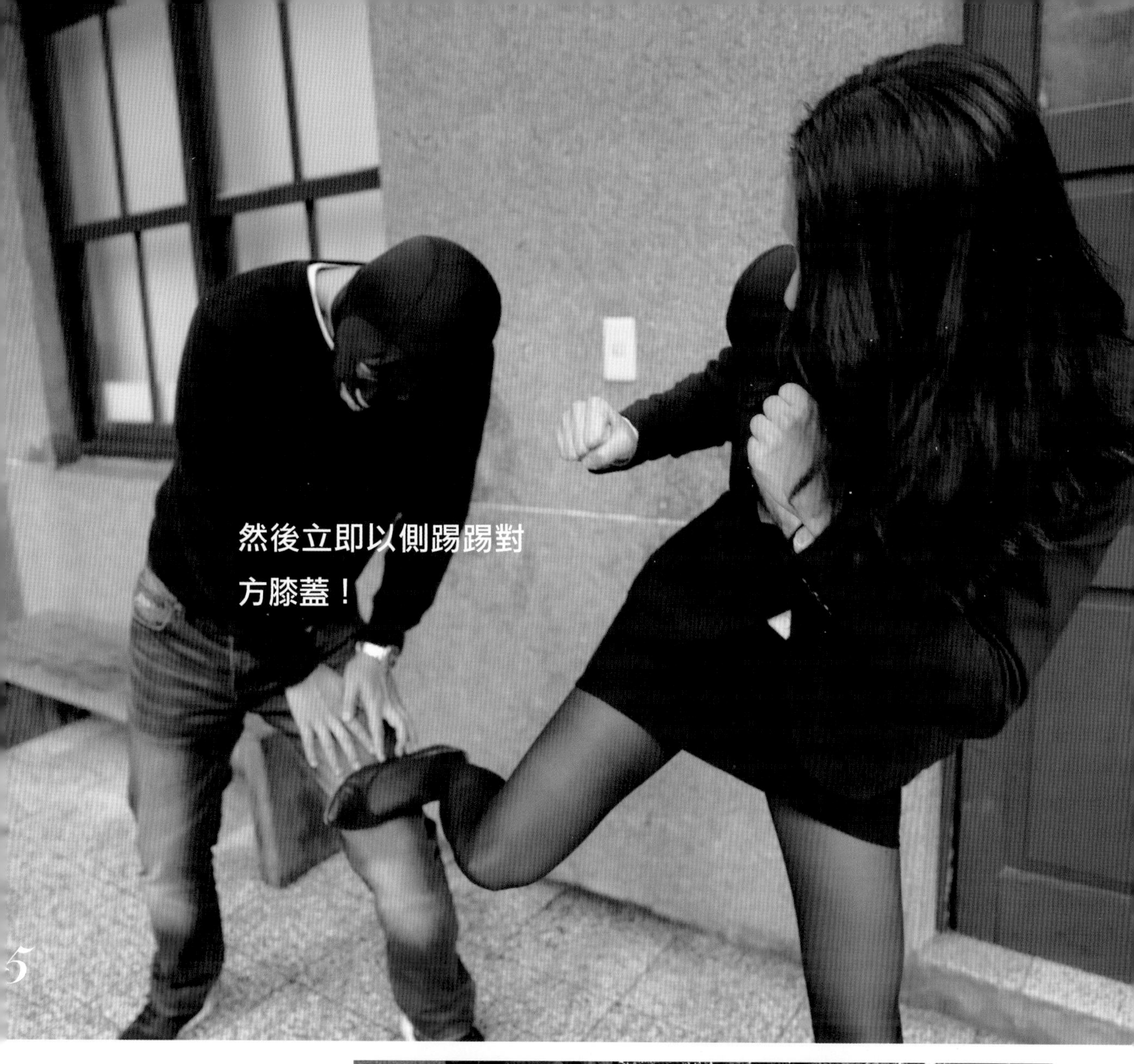

接著立即
逃跑！

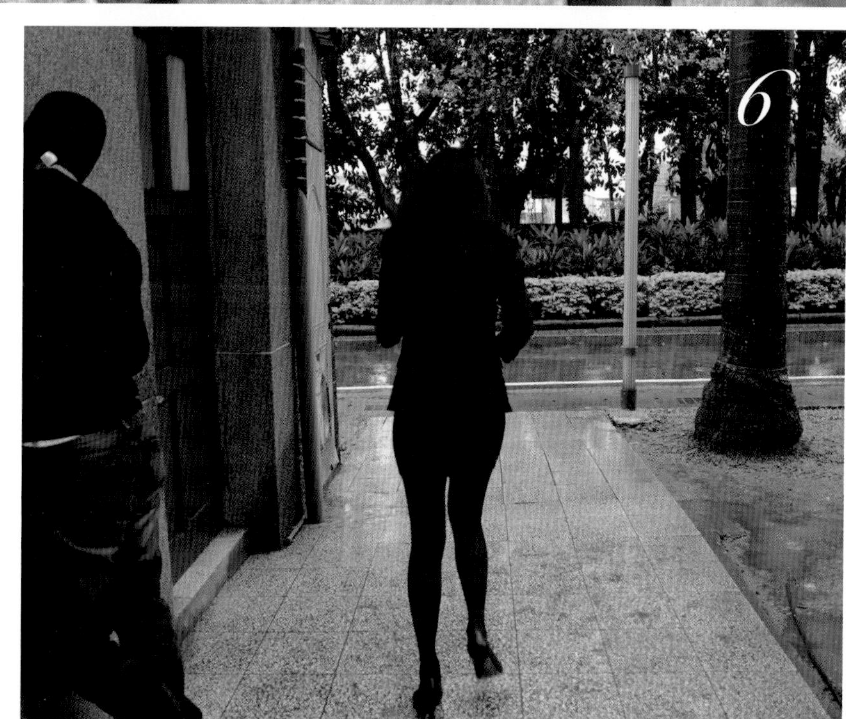

Case 7 摔倒在地了，怎麼辦？

1 當遇到有壞人搶劫。

2
妳很聰明的趁著給對
方大衣的時候 ...

3
把衣服往壞人身上
丟，遮住對方視線 ...

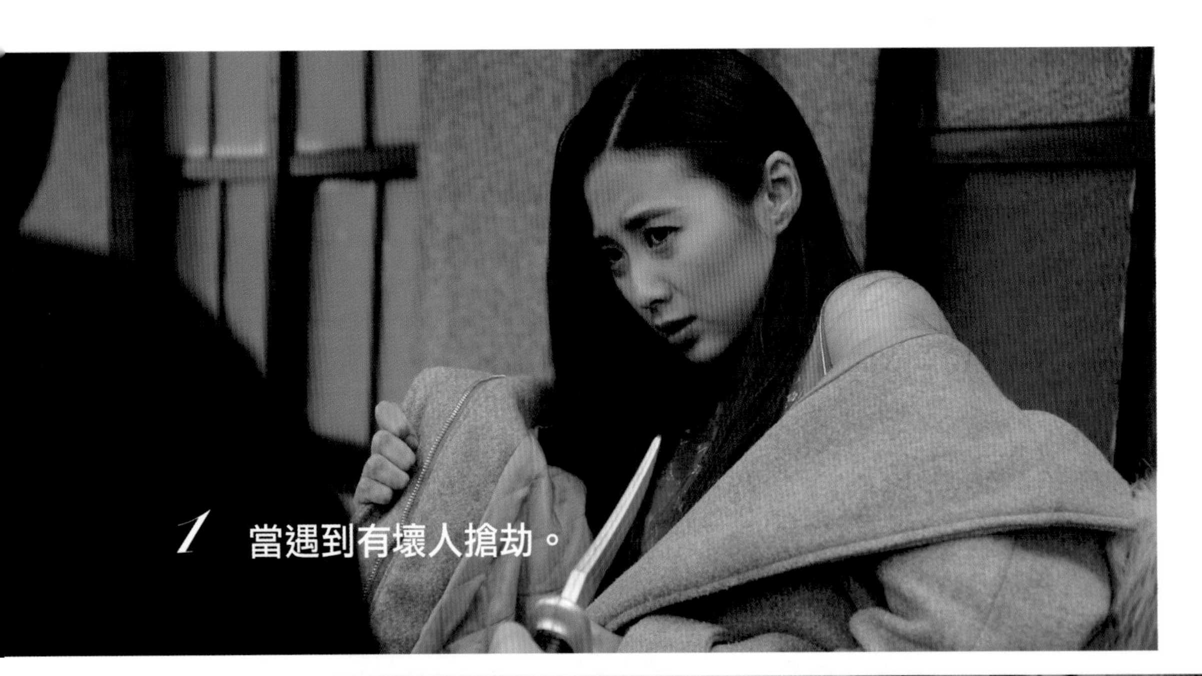

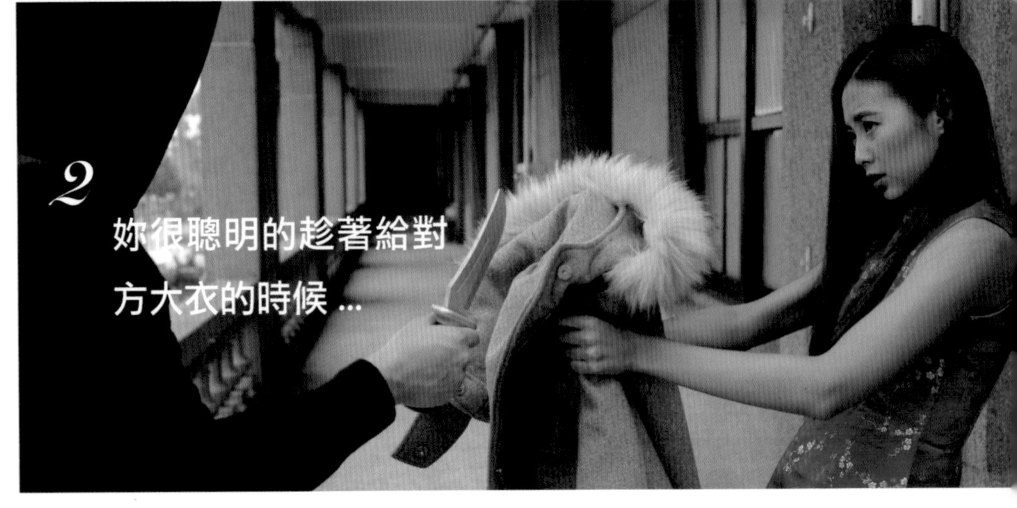

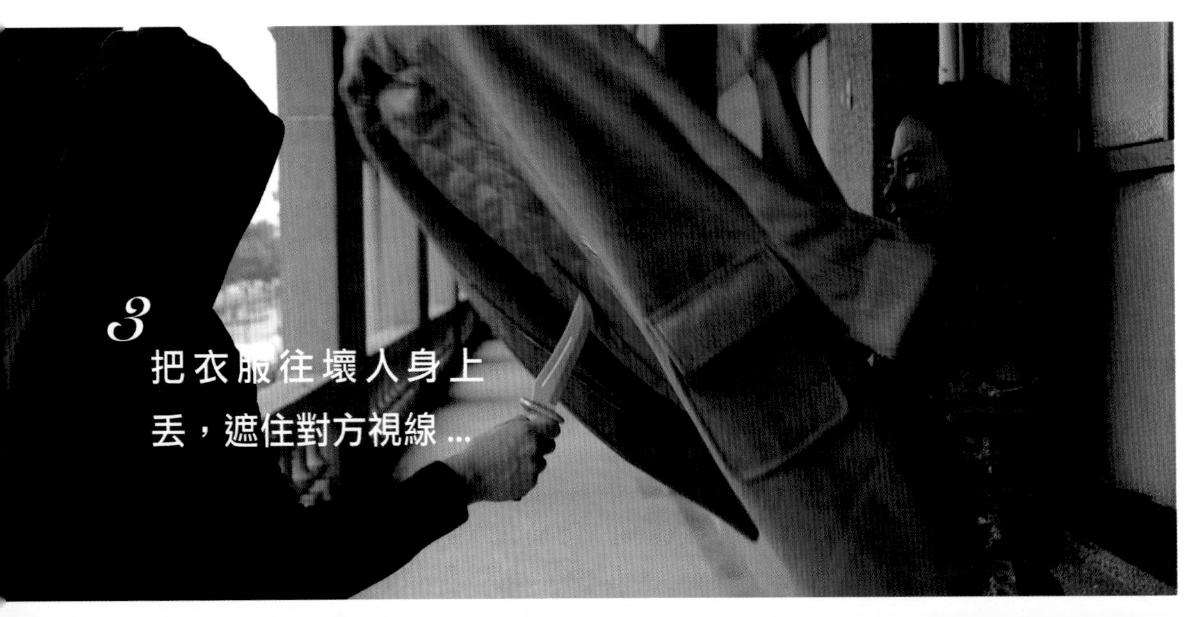

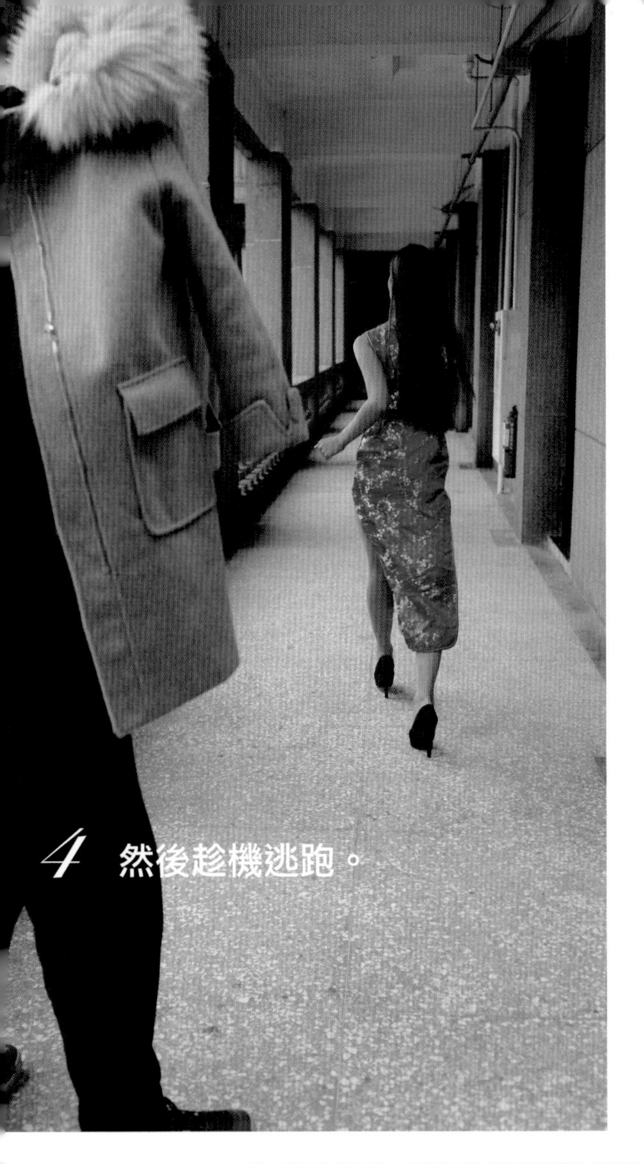
4 然後趁機逃跑。

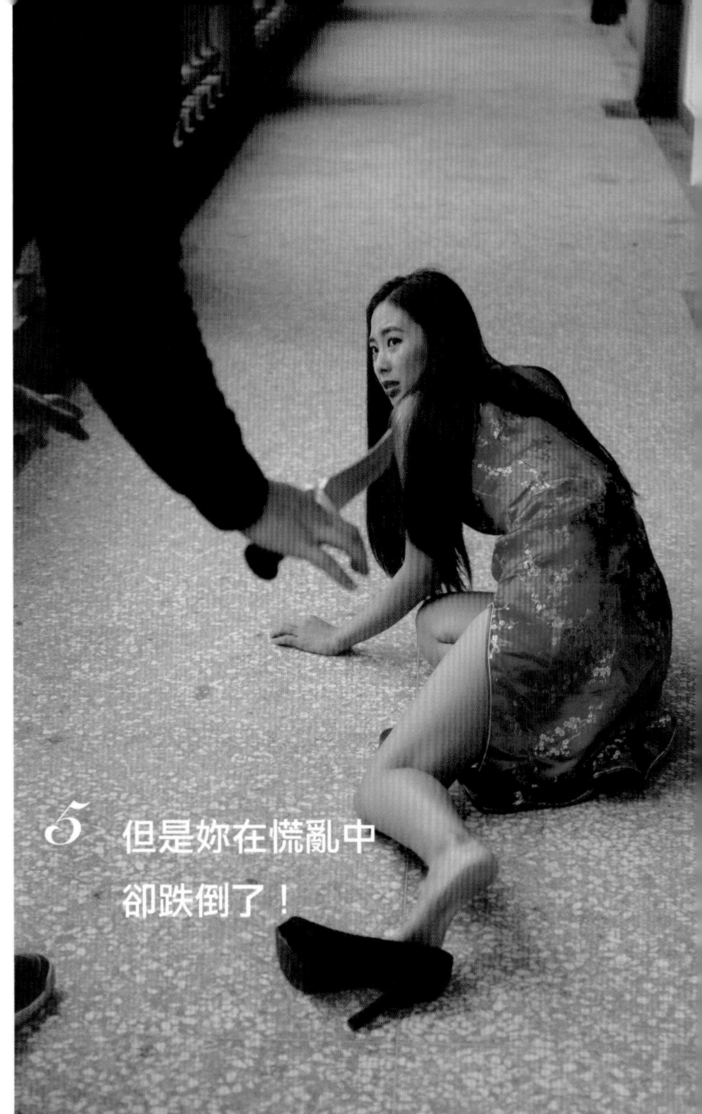
5 但是妳在慌亂中
卻跌倒了！

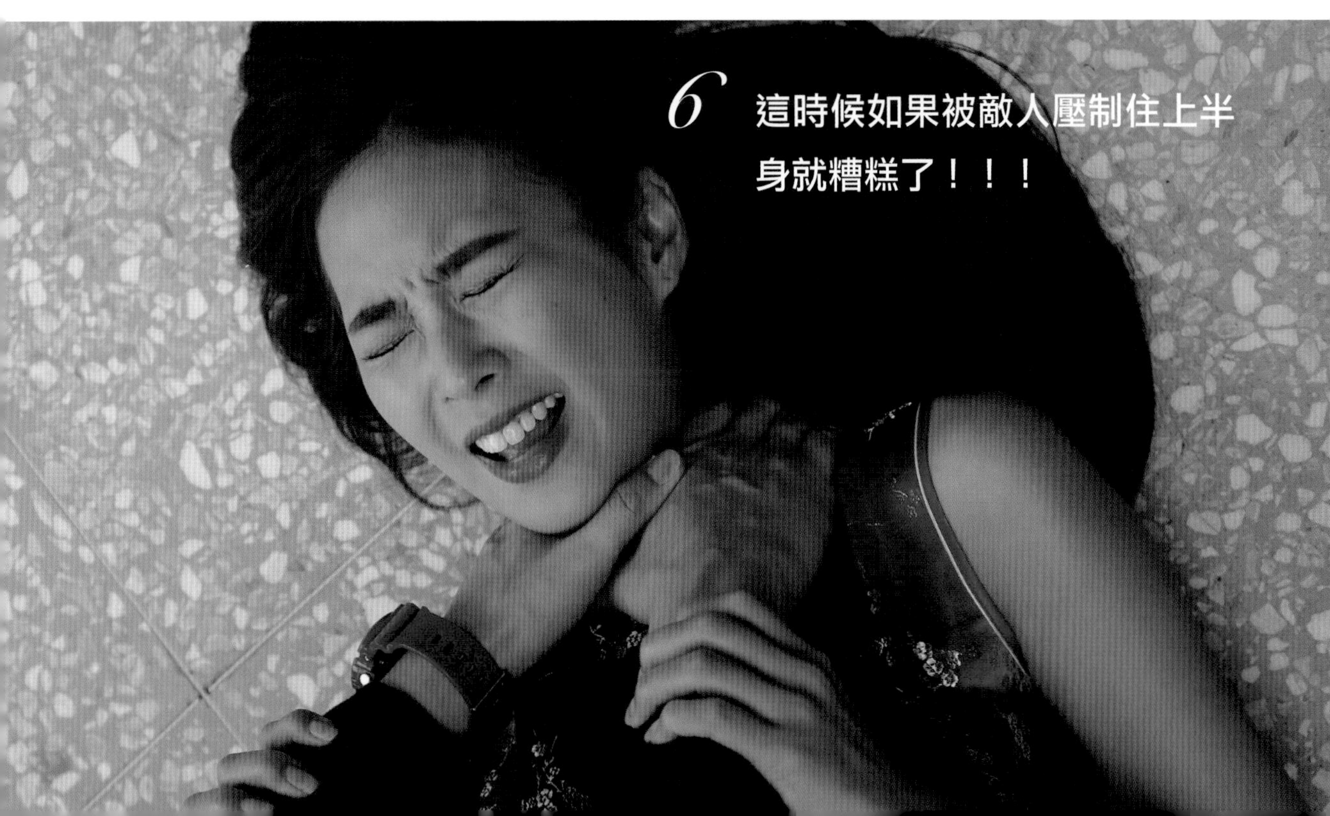
6 這時候如果被敵人壓制住上半
身就糟糕了！！！

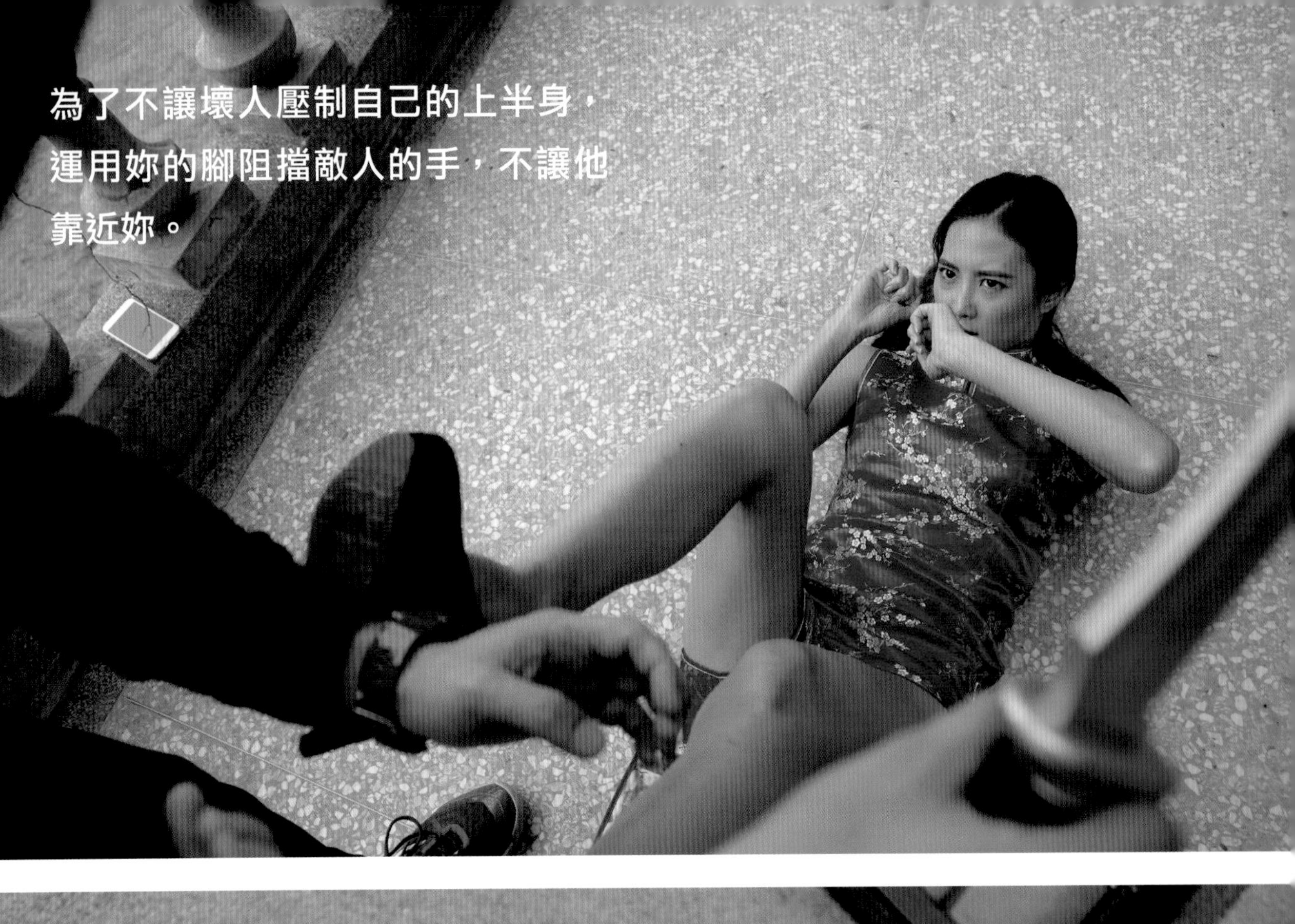

為了不讓壞人壓制自己的上半身，運用妳的腳阻擋敵人的手，不讓他靠近妳。

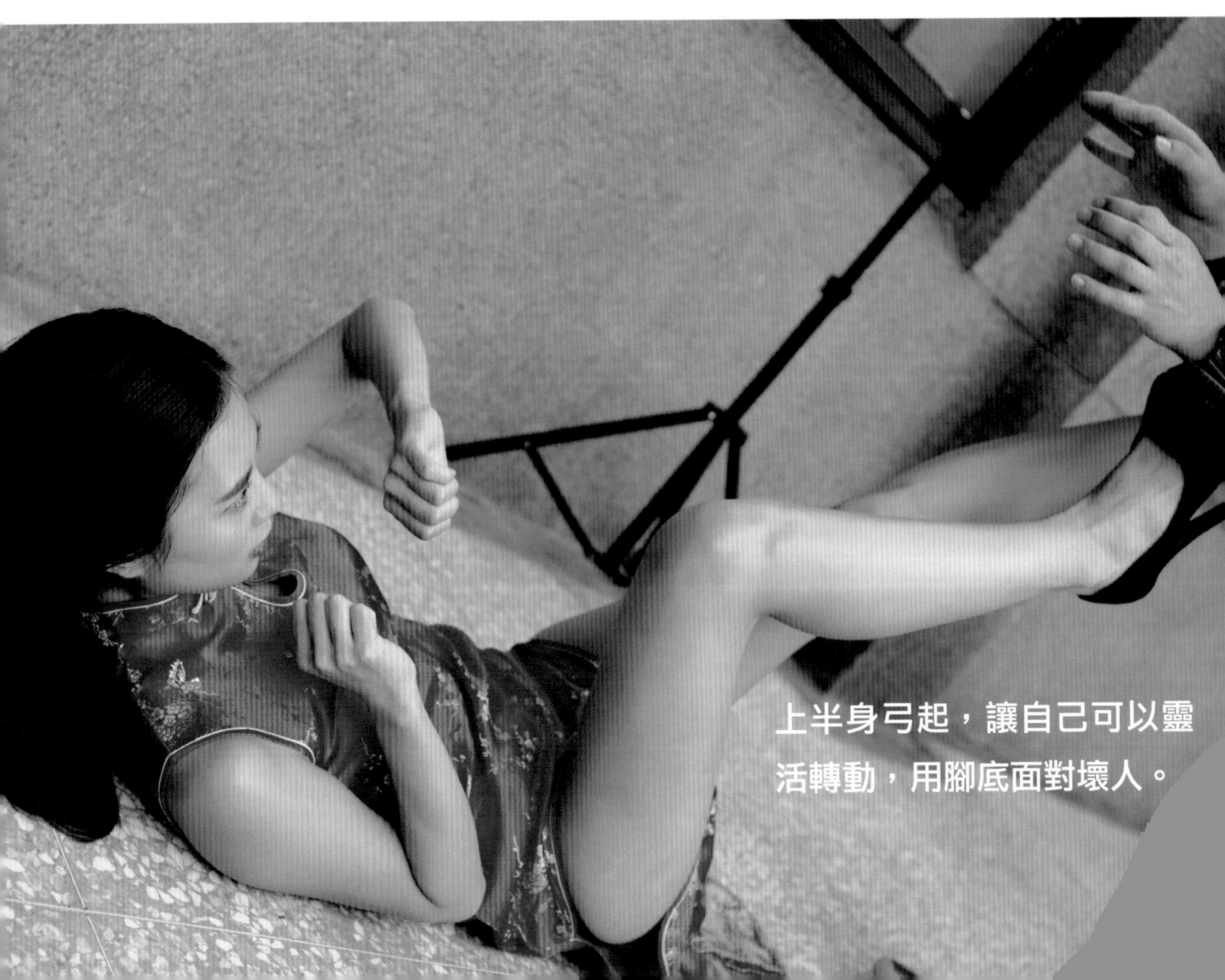

上半身弓起，讓自己可以靈活轉動，用腳底面對壞人。

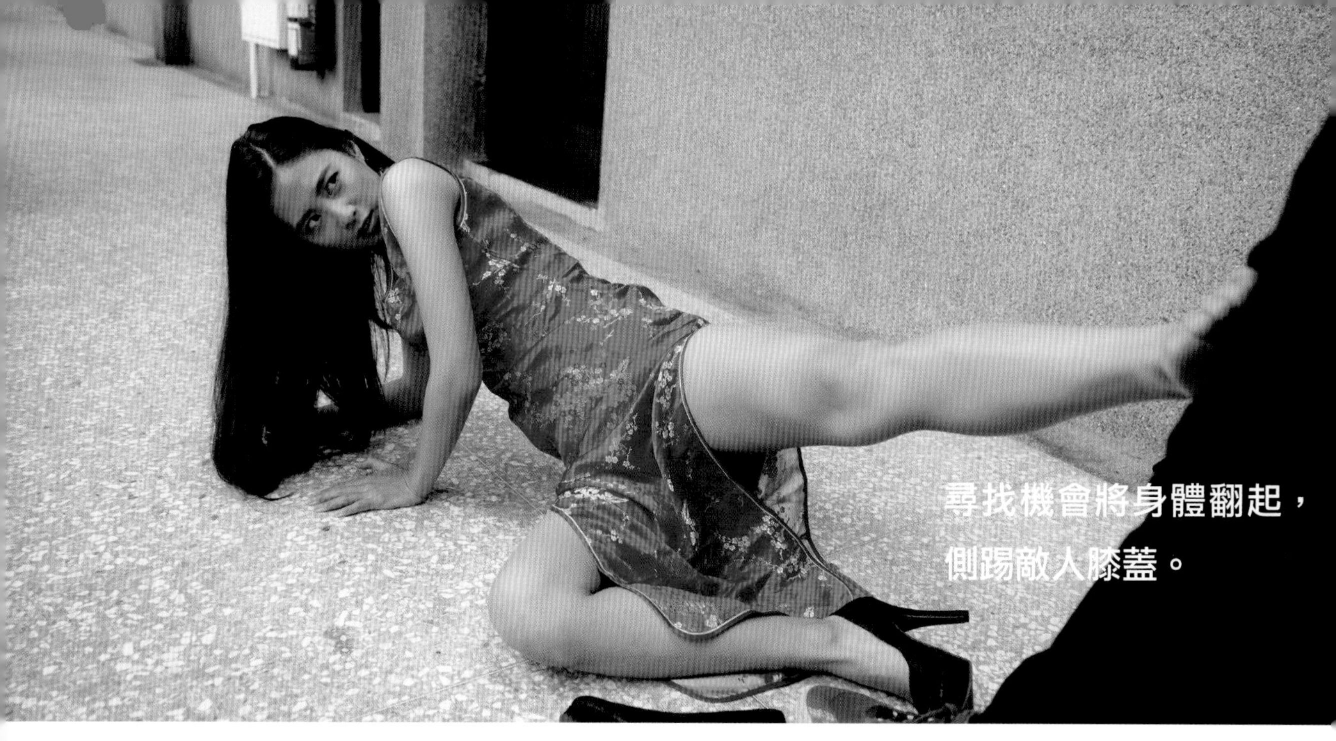

尋找機會將身體翻起，
側踢敵人膝蓋。

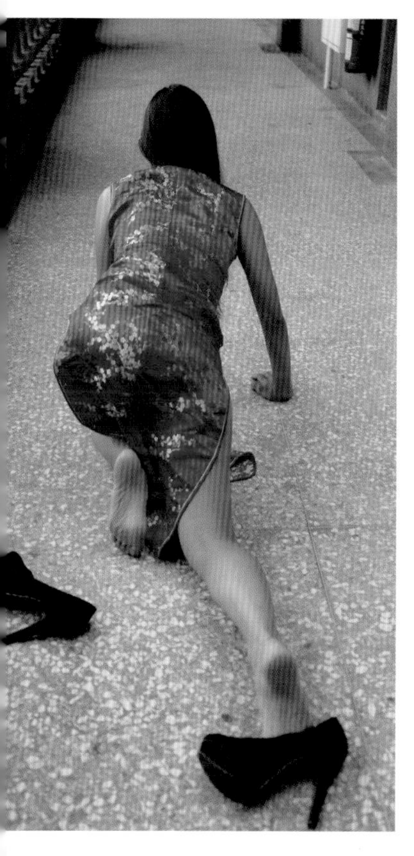

最後在敵人被踢開後，
進入起跑模式快速逃跑。

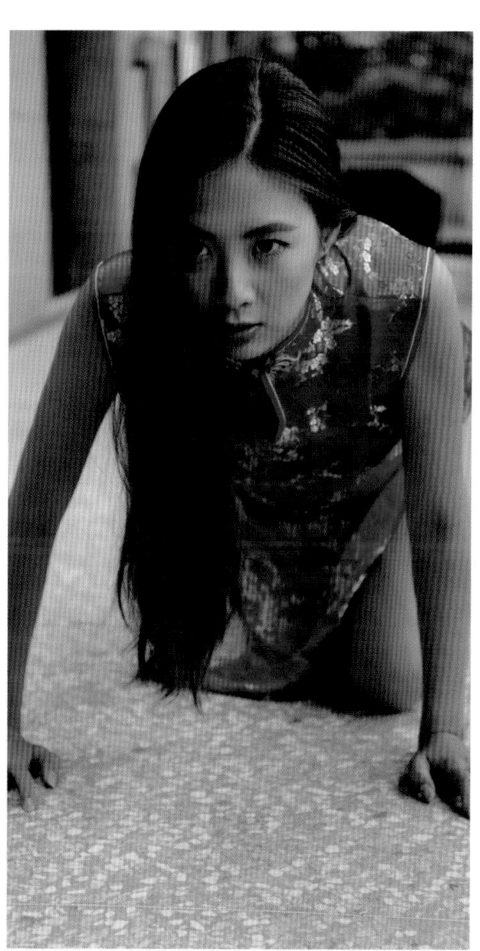

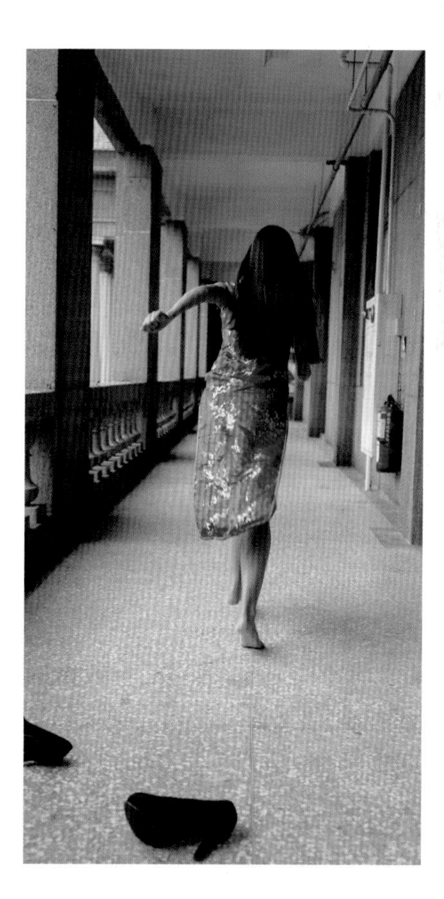

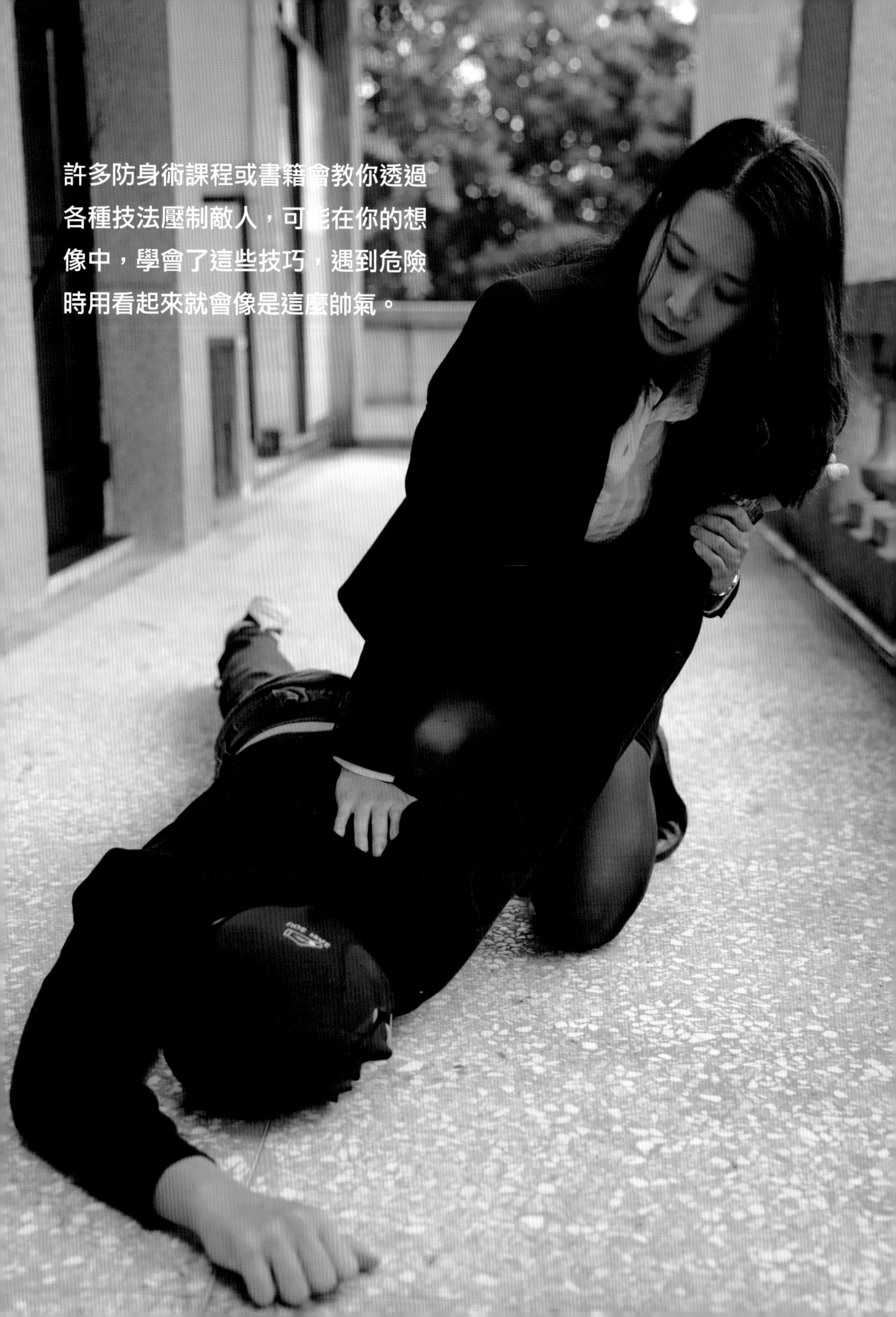

許多防身術課程或書籍會教你透過各種技法壓制敵人，可能在你的想像中，學會了這些技巧，遇到危險時用看起來就會像是這麼帥氣。

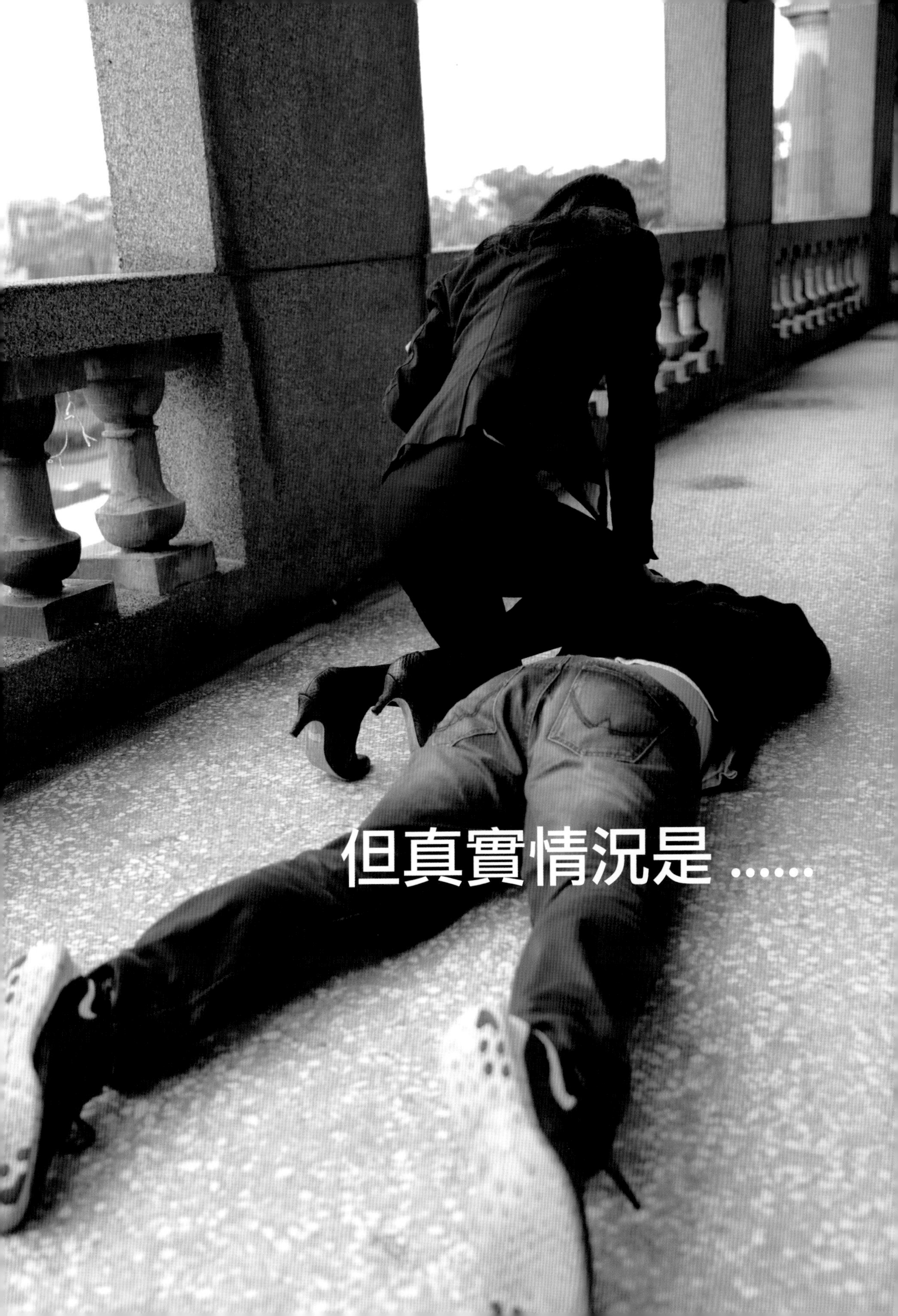
但真實情況是……

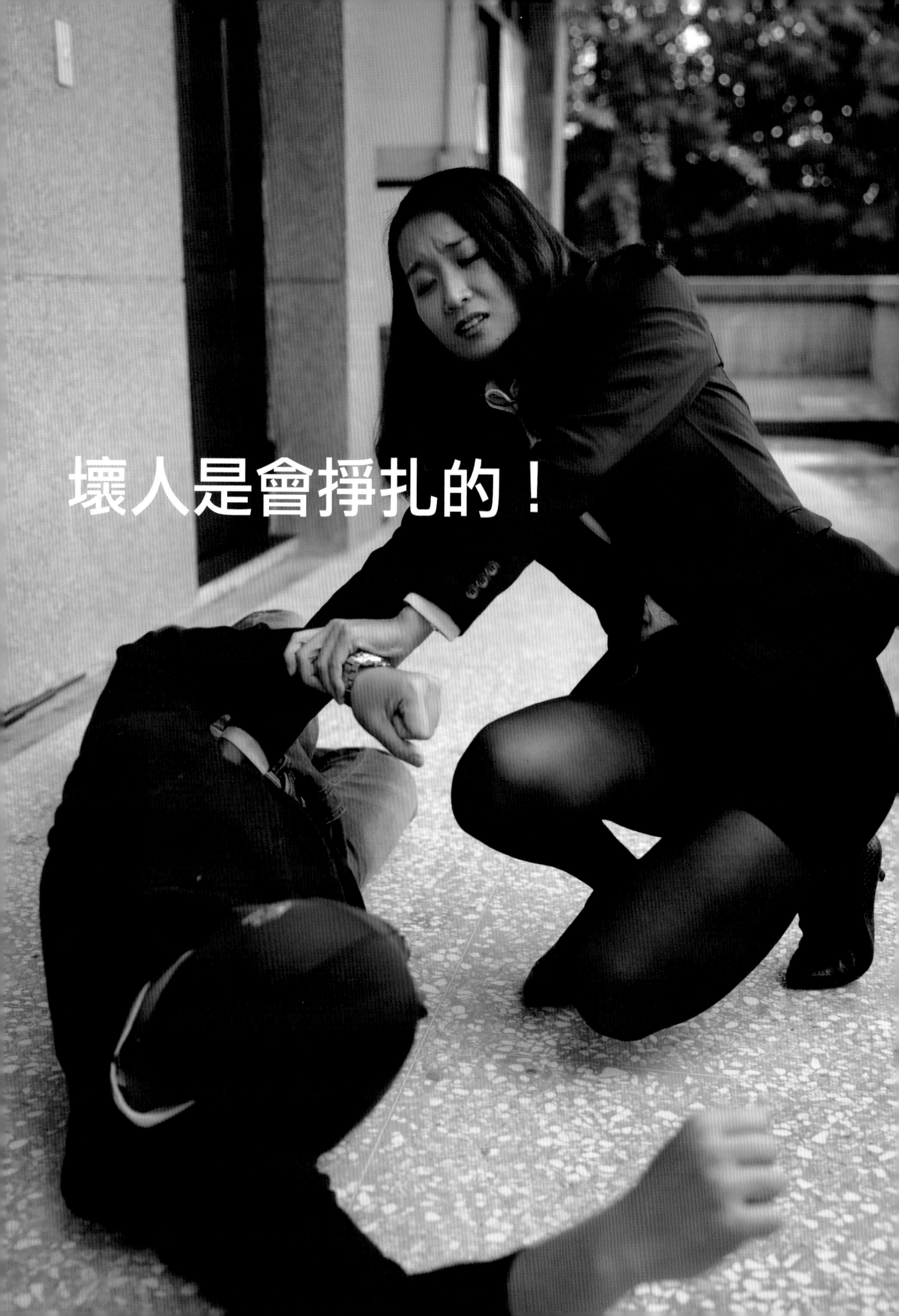
壞人是會掙扎的！

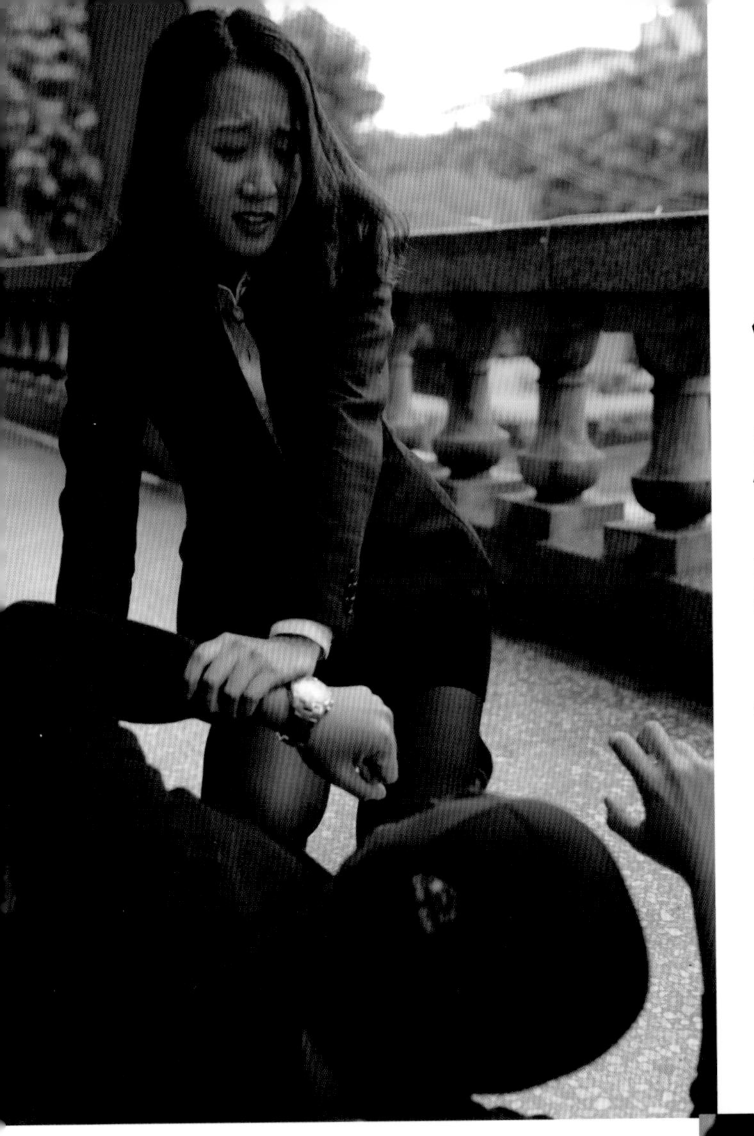

你的力氣不見得能夠壓制他，人在反抗的時候力氣會超乎你想像的大！

而且妳確定他身上沒有帶武器嗎？

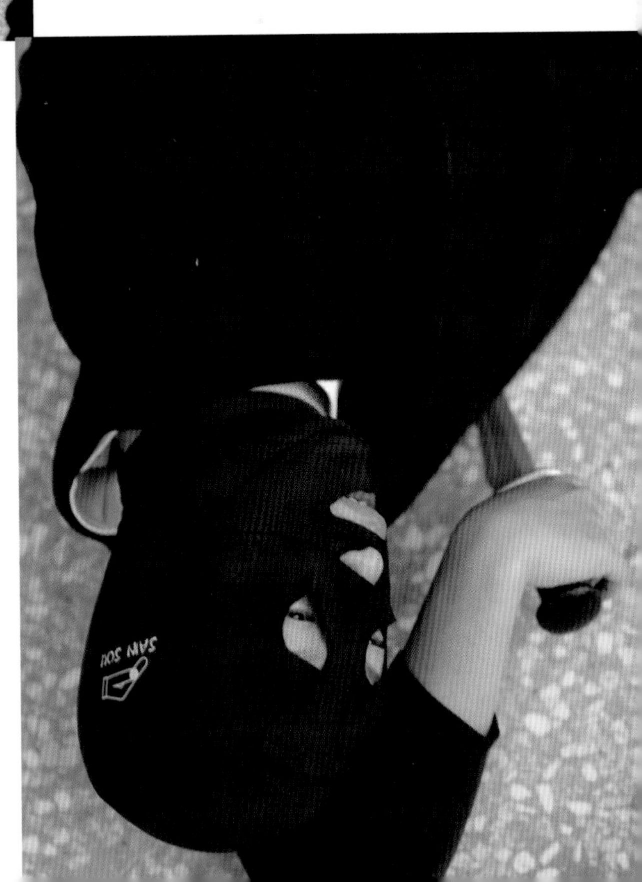

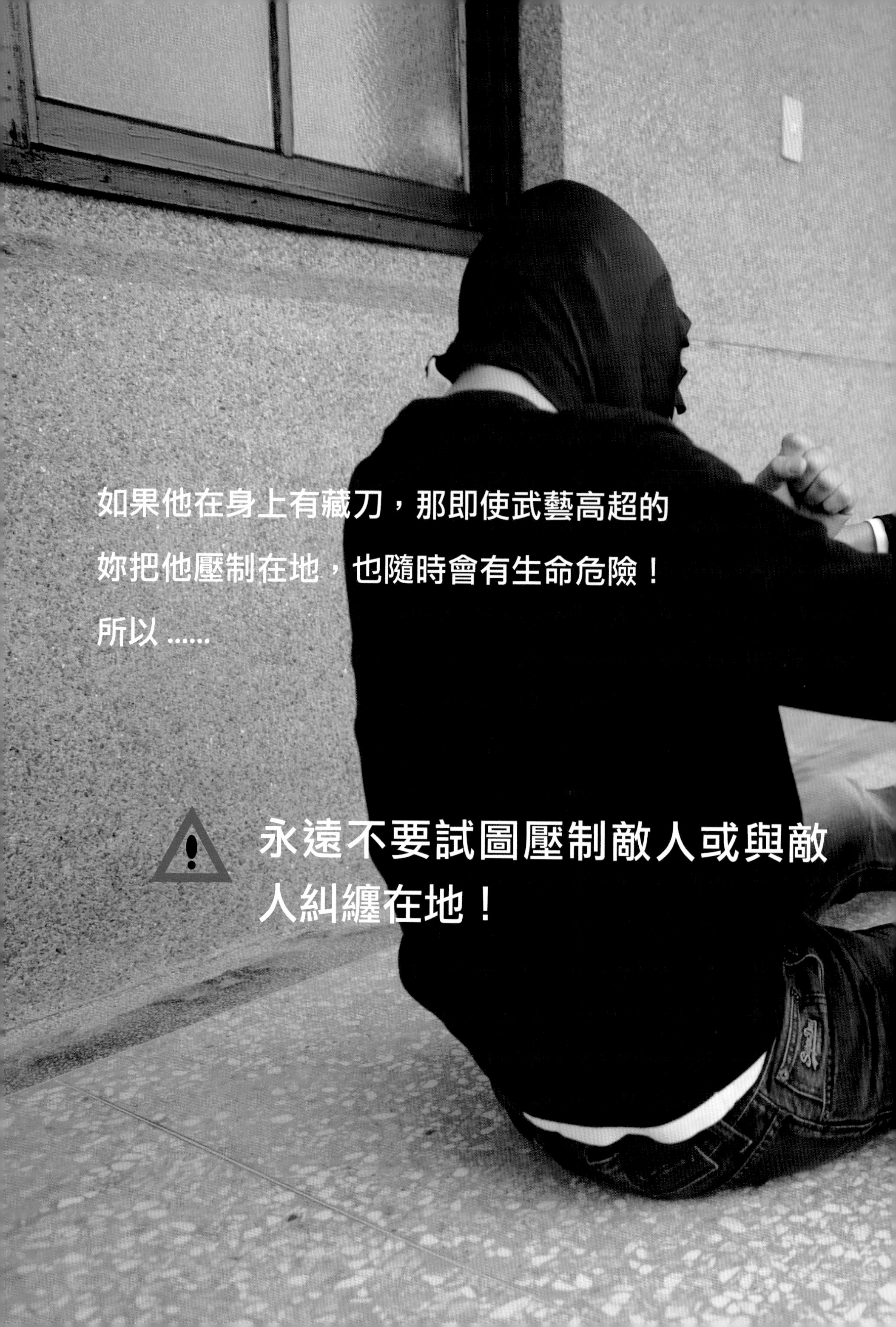
如果他在身上有藏刀，那即使武藝高超的
妳把他壓制在地，也隨時會有生命危險！
所以……
永遠不要試圖壓制敵人或與敵人糾纏在地！

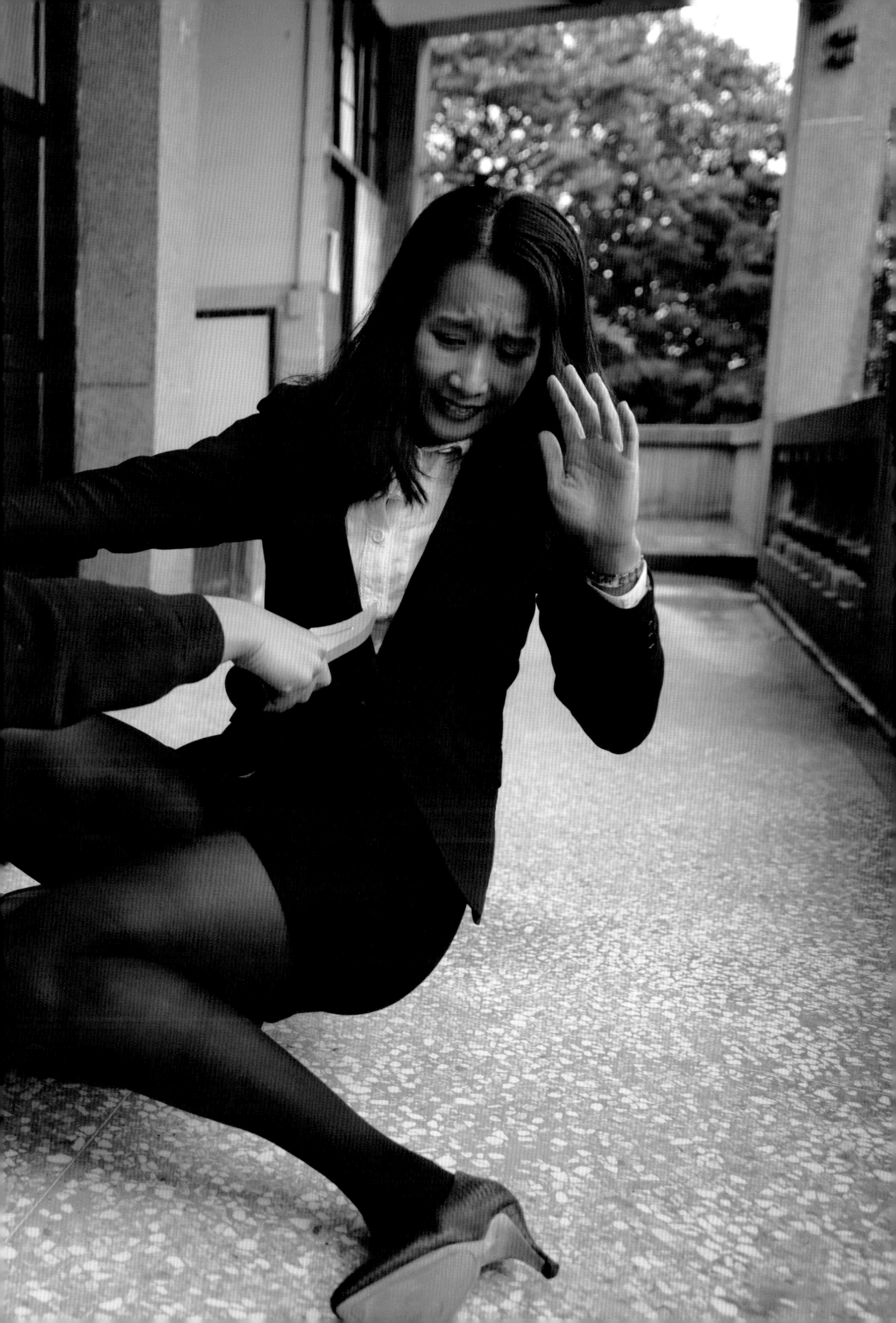

Case 8　遇到有人要拿棍子打你，怎麼辦？

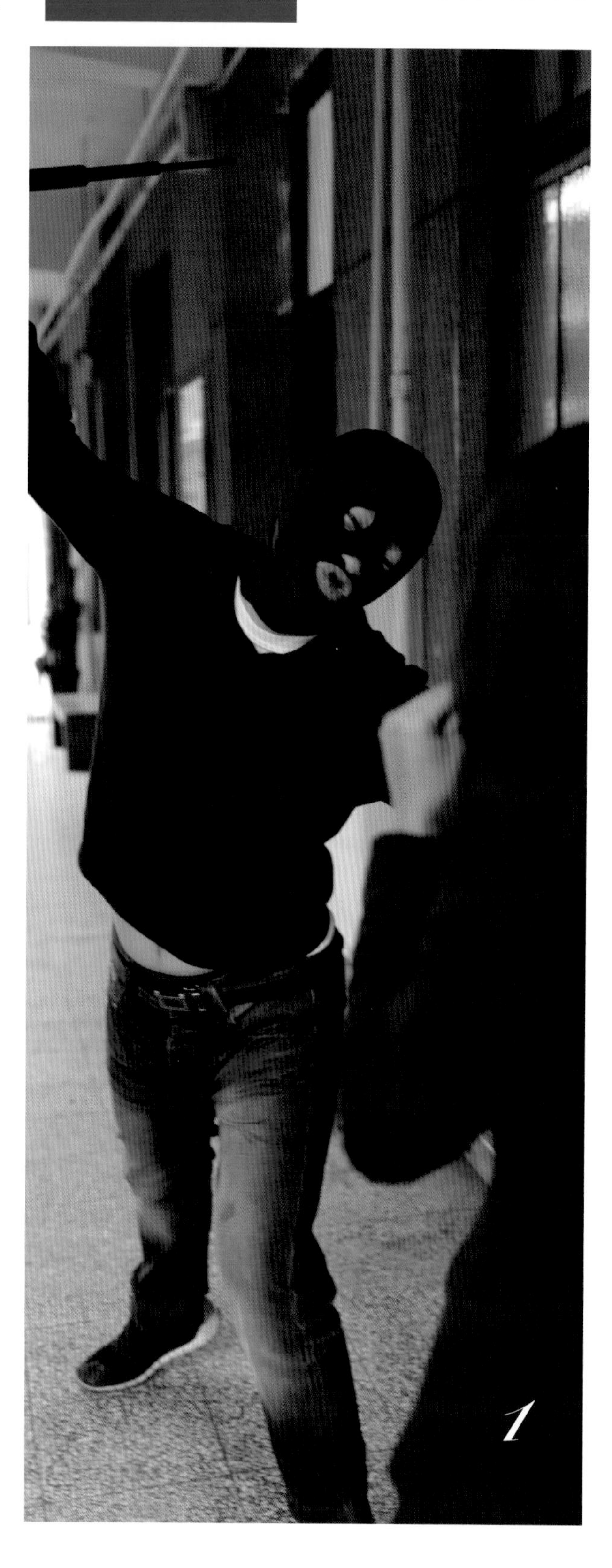

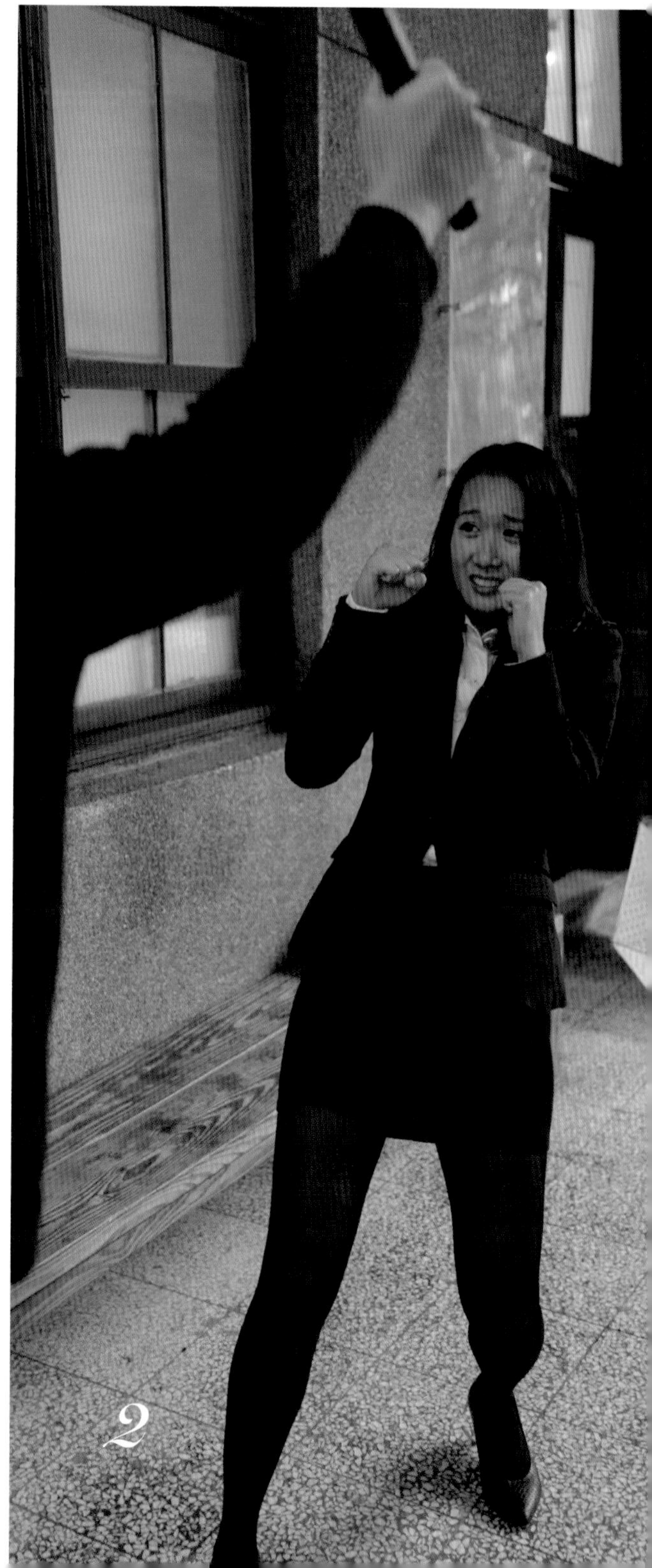

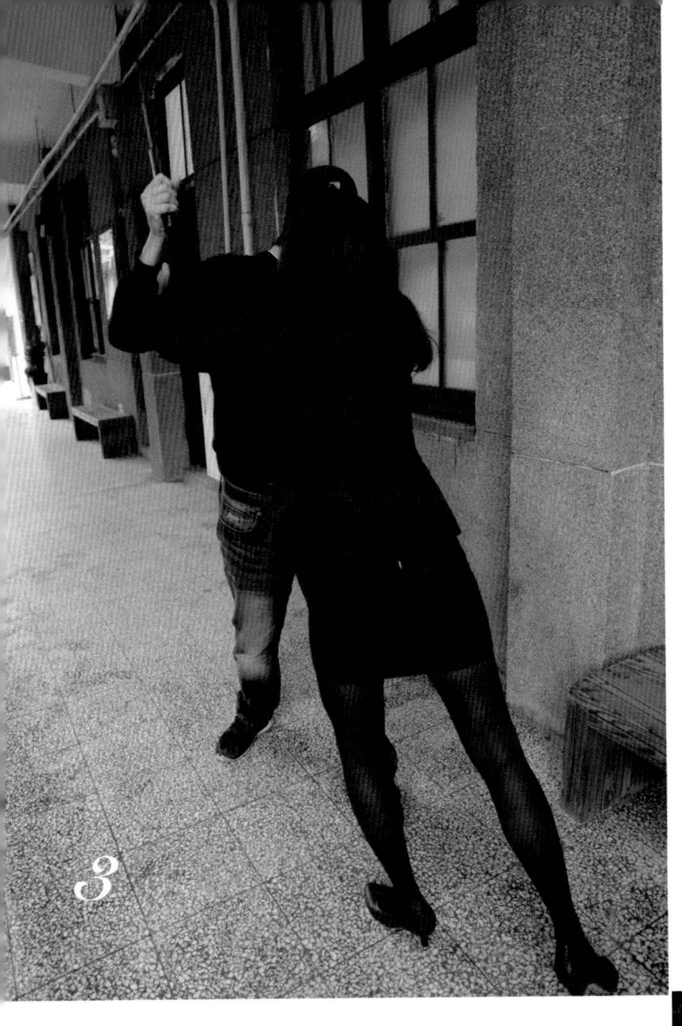

棍子的特點是尖端才有攻擊力，越靠近手部的部位越沒有危險性。

看準時機，可快速衝入，一手擋住敵人拿棍子的手臂，另一手直接突刺敵人喉嚨或攻擊面部。

打了就跑！

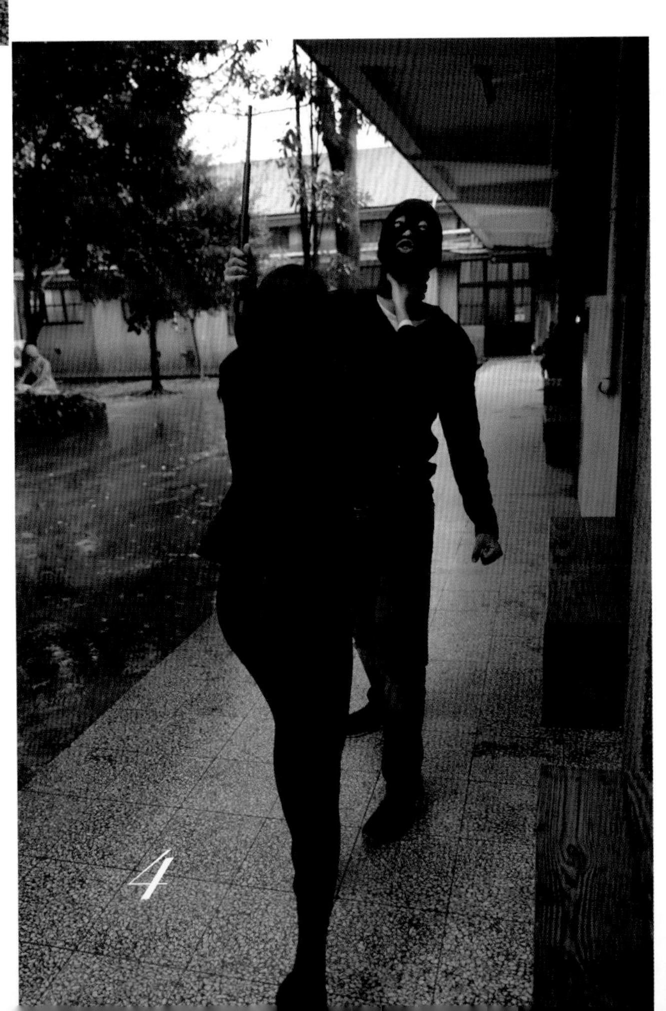

Case 9

遇到有人要綁架妳？一枝筆也可救命！

1 遇到壞人抱住妳要拖走時……

2 如果身上有筆，立刻
用筆刺對方手臂！

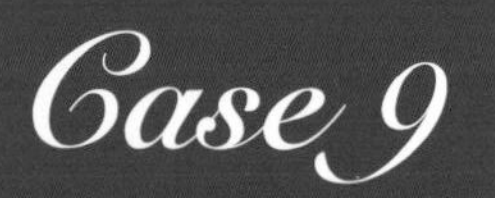

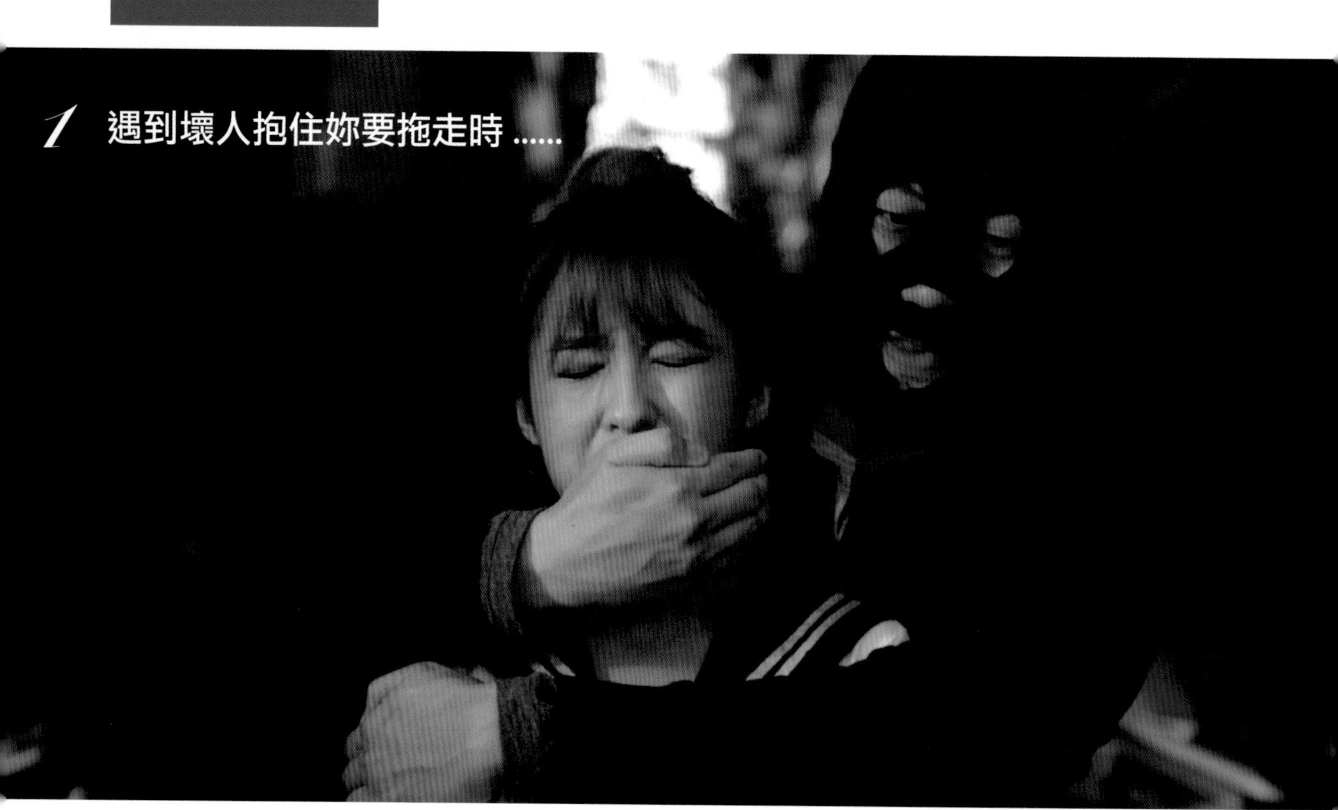

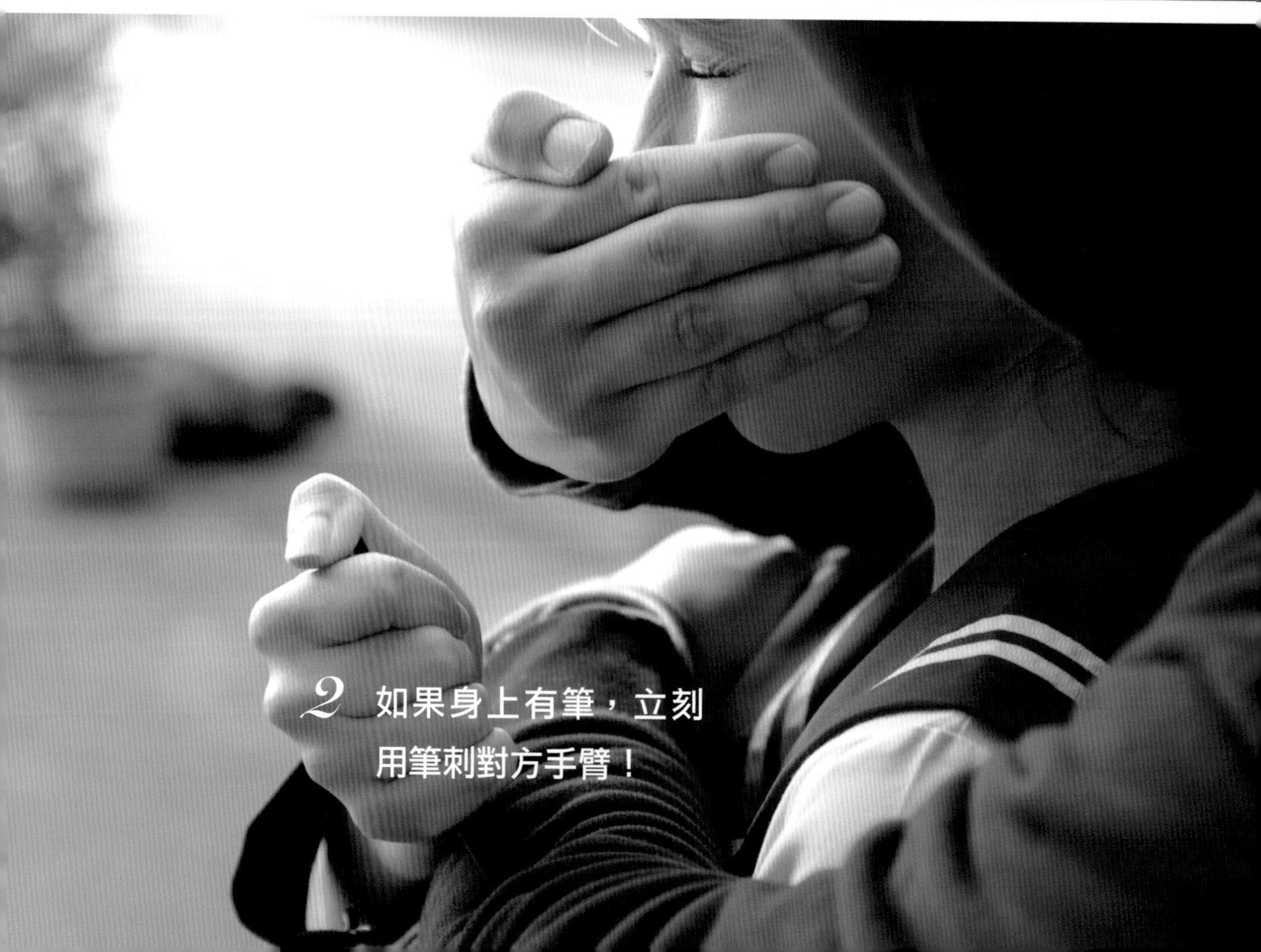

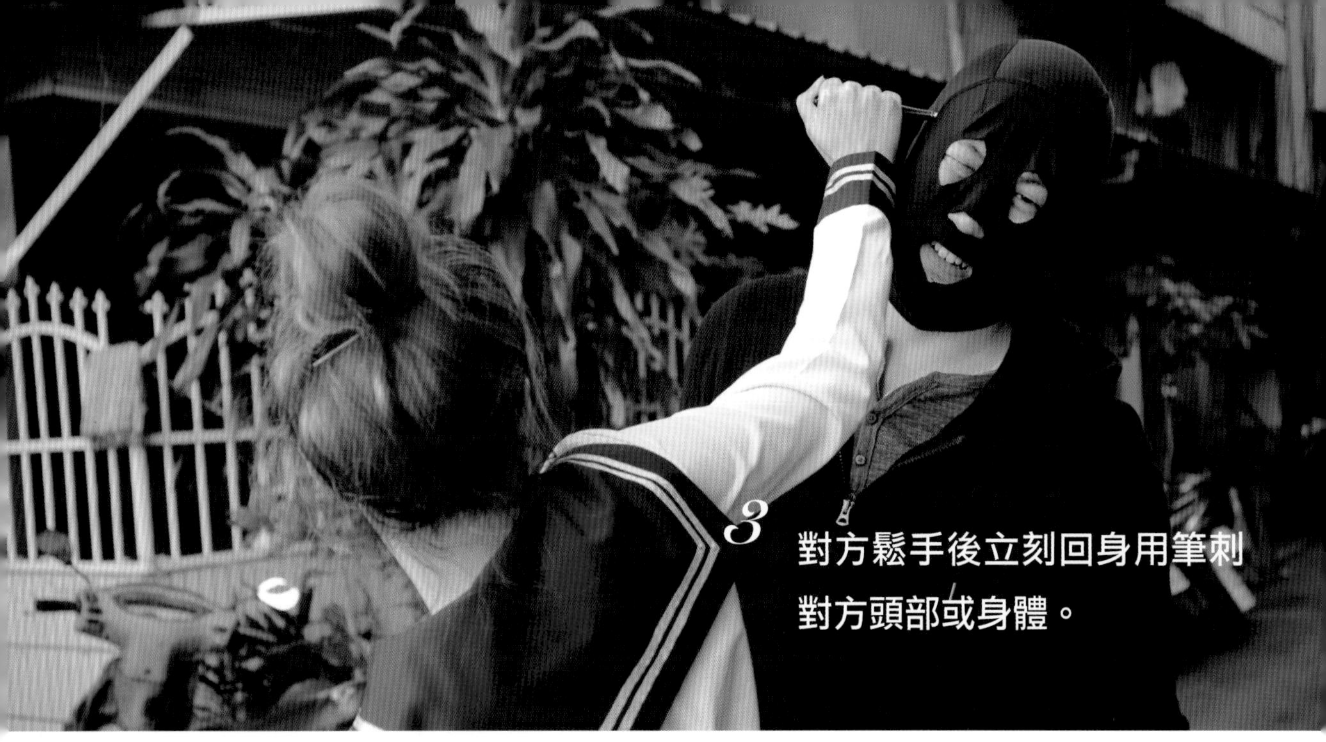

3 對方鬆手後立刻回身用筆刺對方頭部或身體。

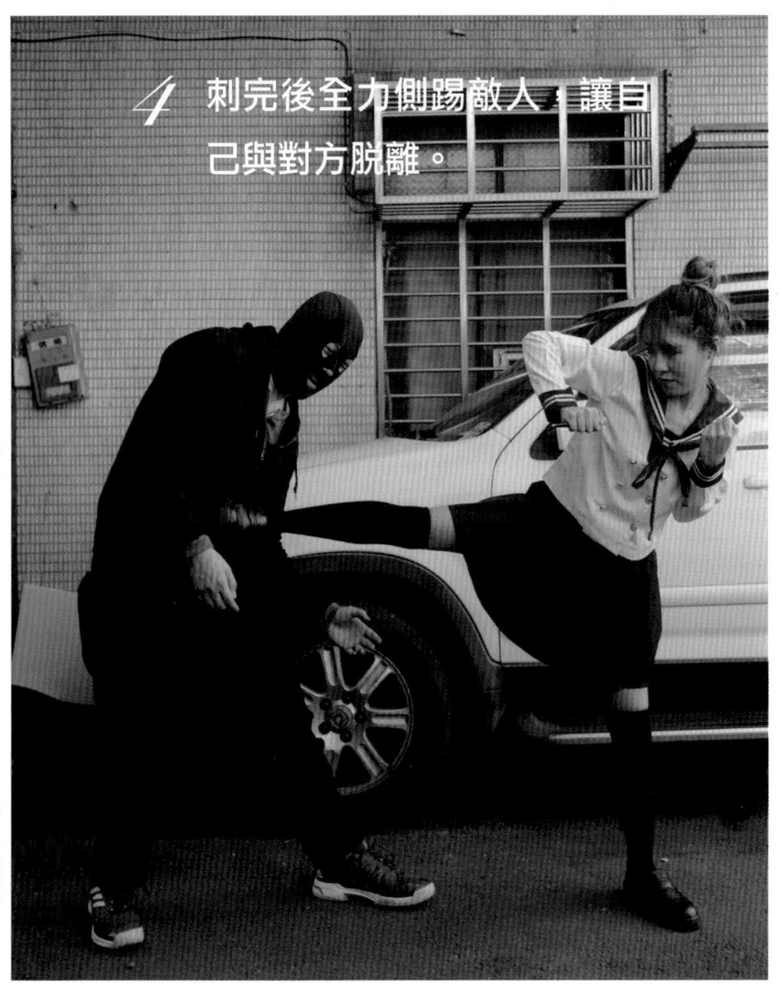

4 刺完後全力側踢敵人，讓自己與對方脫離。

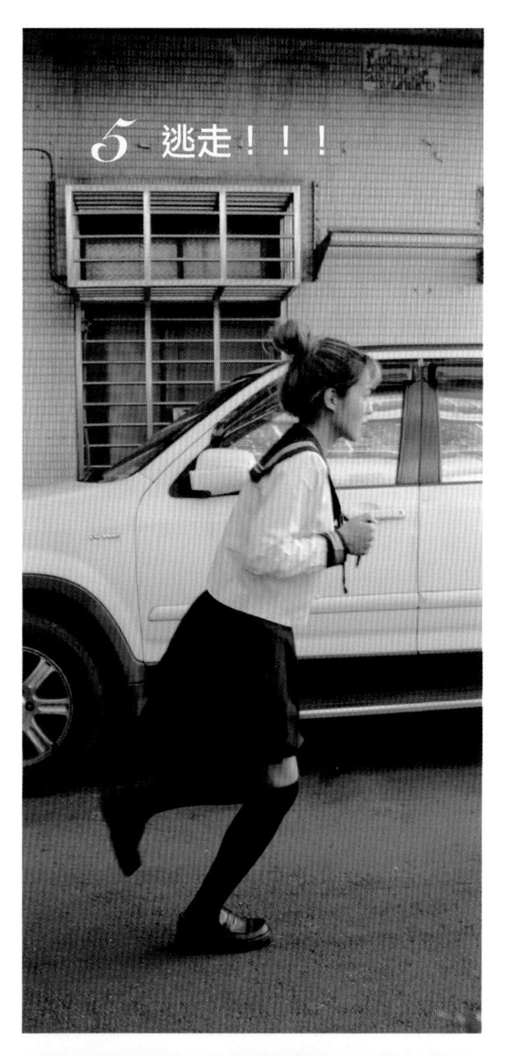

5 逃走！！！

Case 10 走在街上遇到持刀兇徒時怎麼辦？

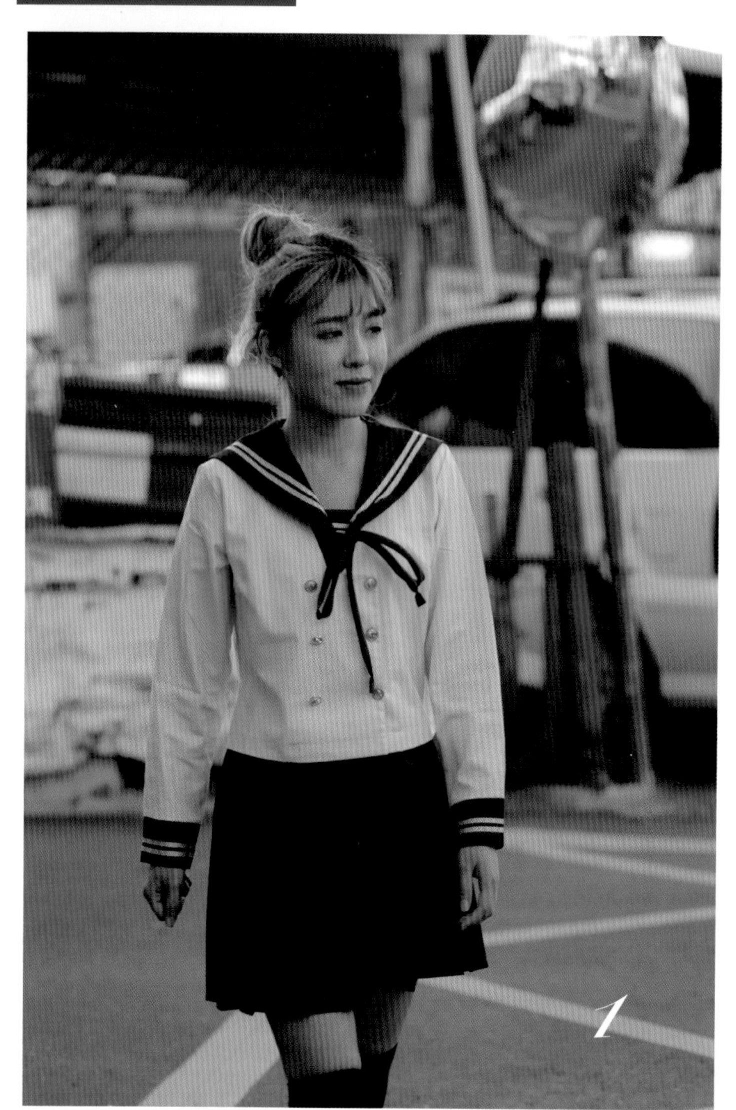

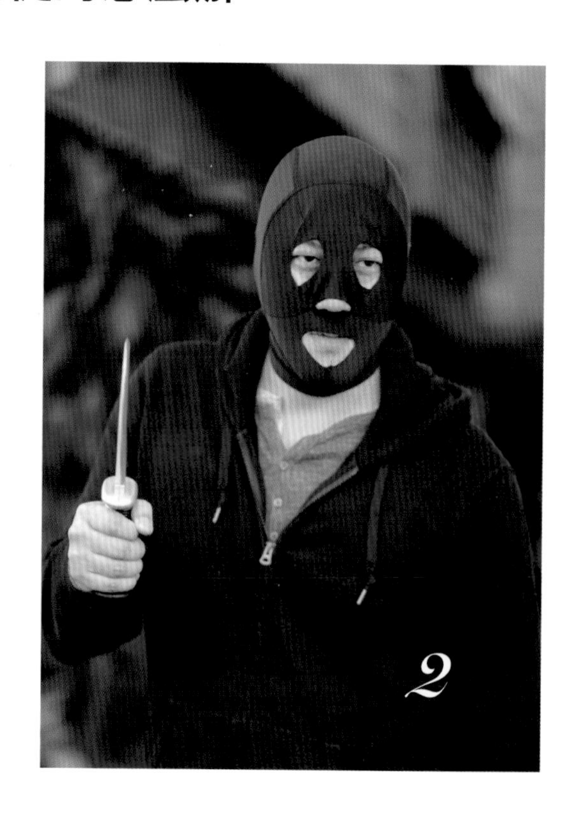

放學回家走在路上，赫然看到有兇徒持刀向你過來，此時必須保持鎮靜，同時環顧四周尋找武器。

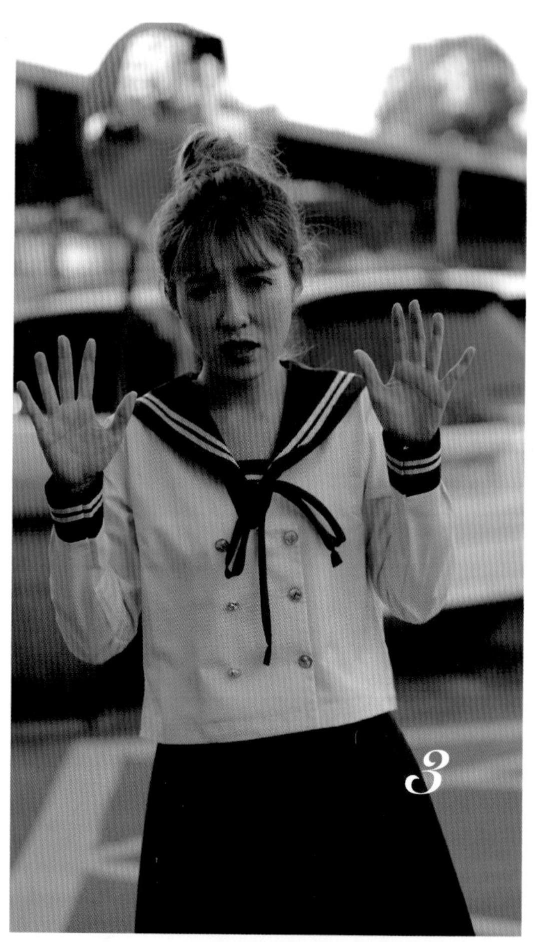

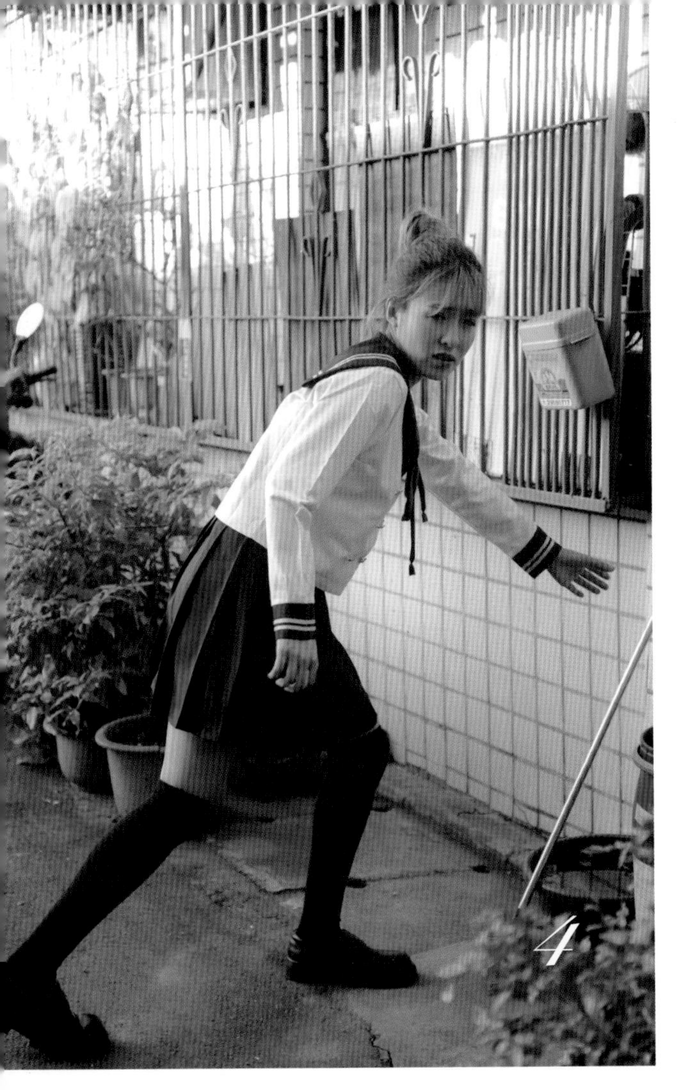

武器最重要的功能就是讓妳不進入刀子的攻擊範圍，故以長型武器最為合適。

找尋機會，突刺對方面部，接著立即逃走。

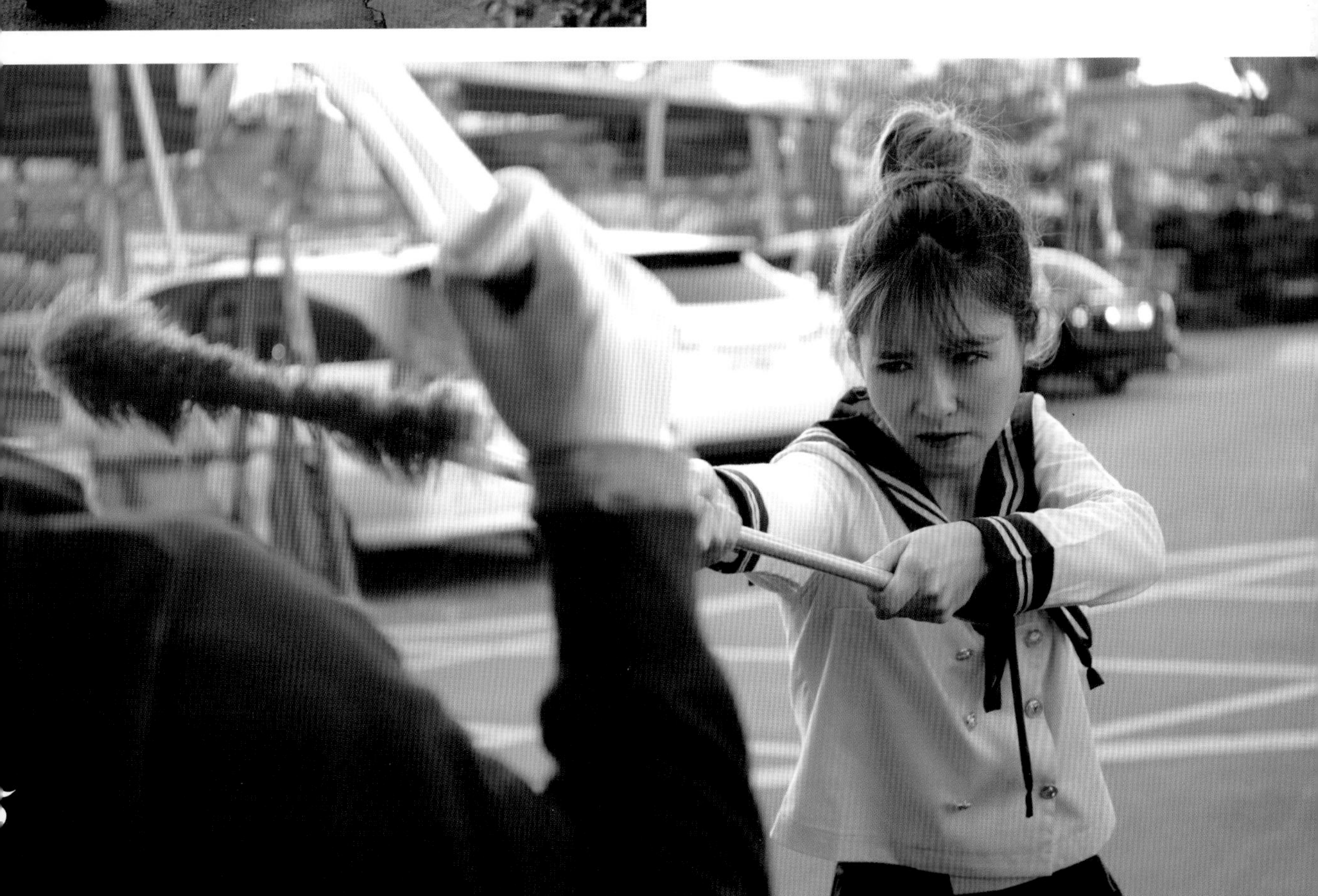

Case 11　徒手遇到持刀壞人怎麼辦？

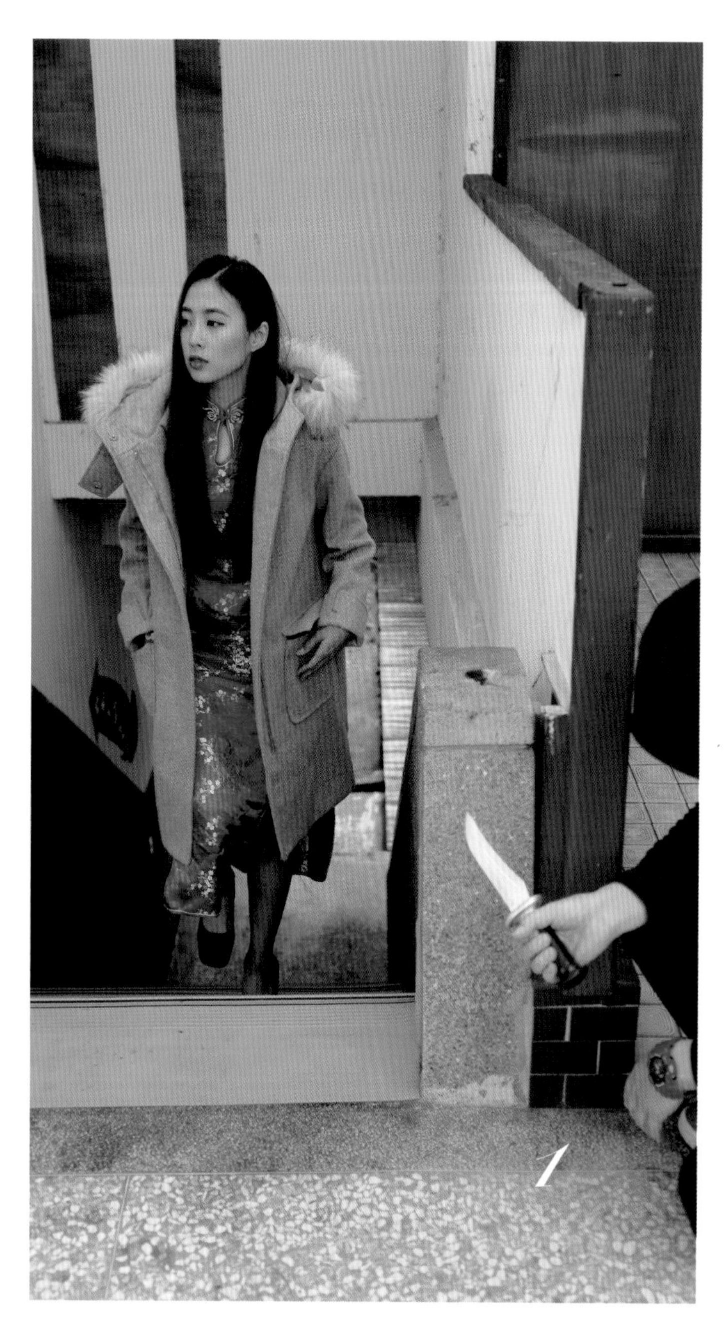

下班回家，卻在樓梯口遇到持刀的壞人。

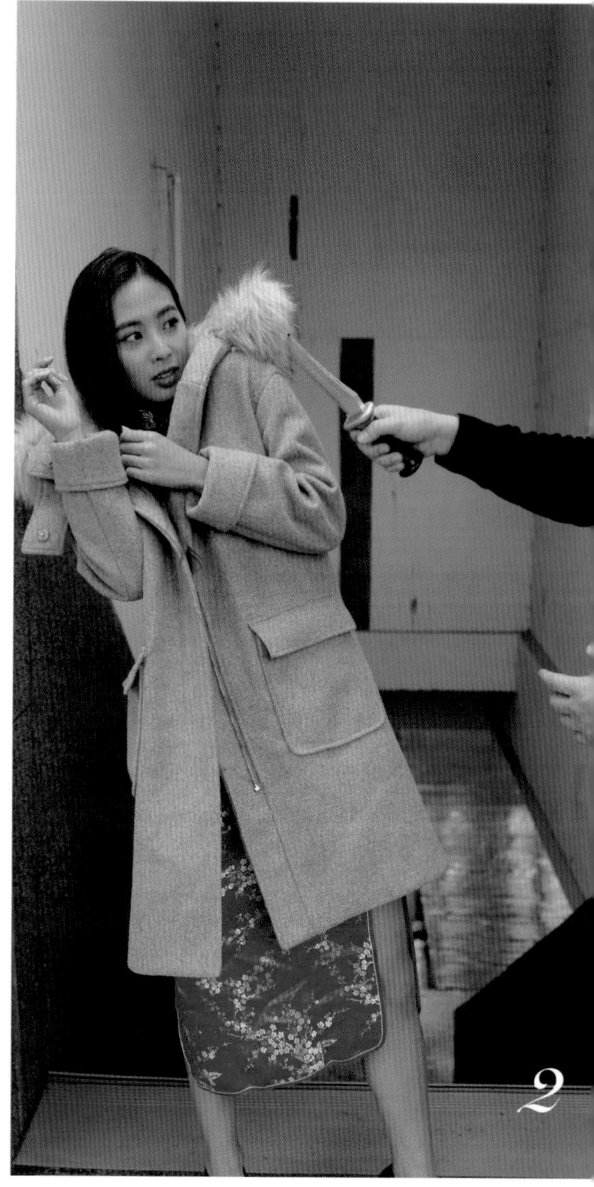

這時妳想起自己曾經學過奪刀術，很帥氣的在幾個動作間將刀奪到了自己的手上。

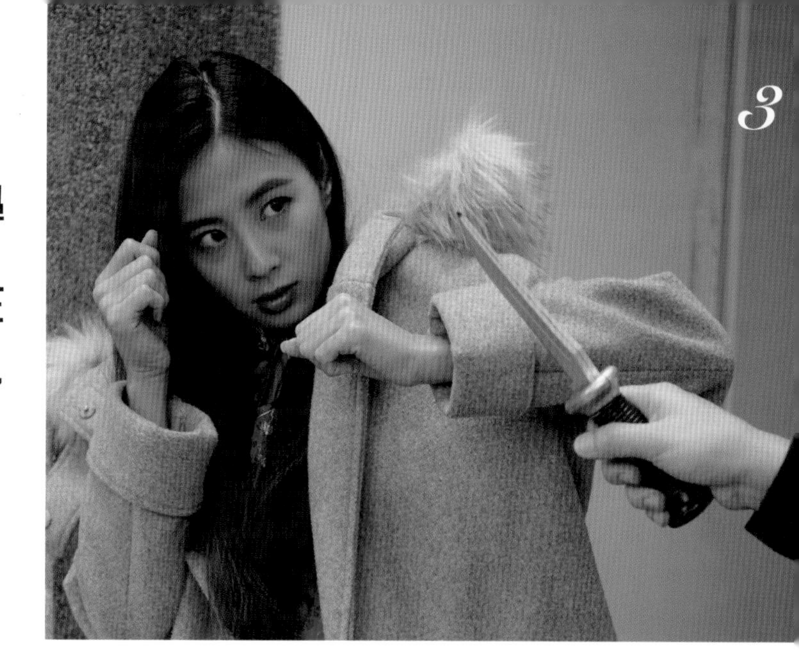

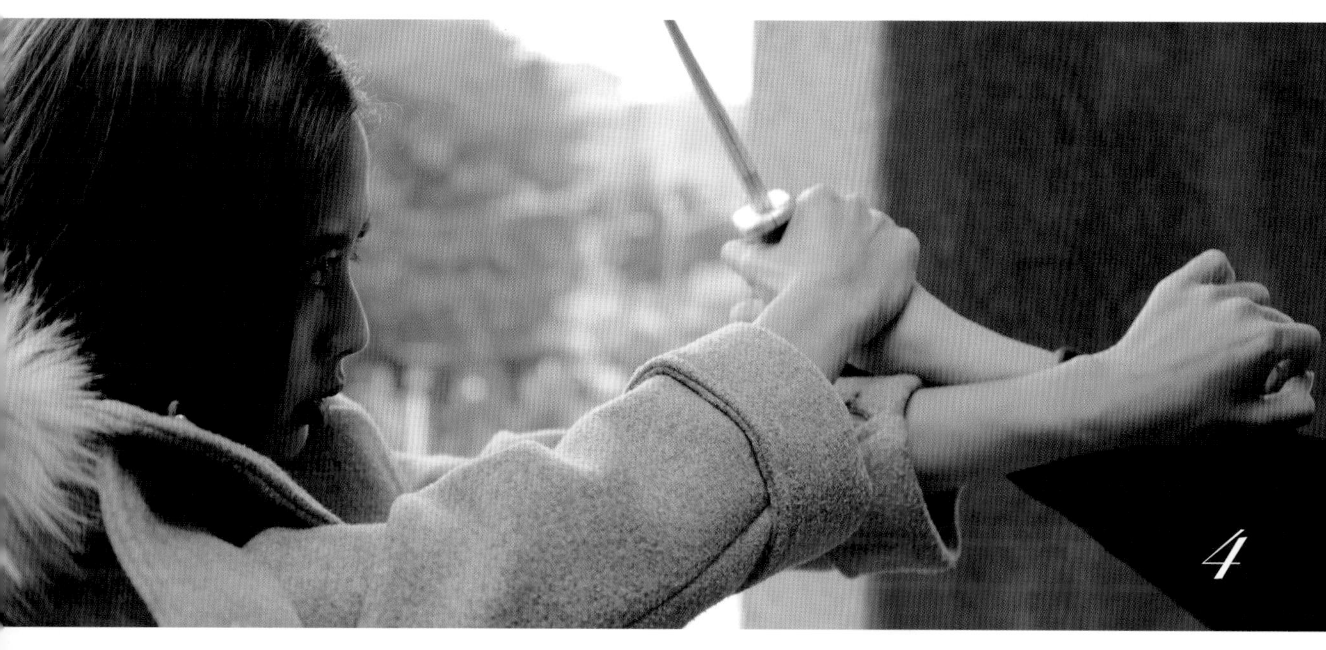

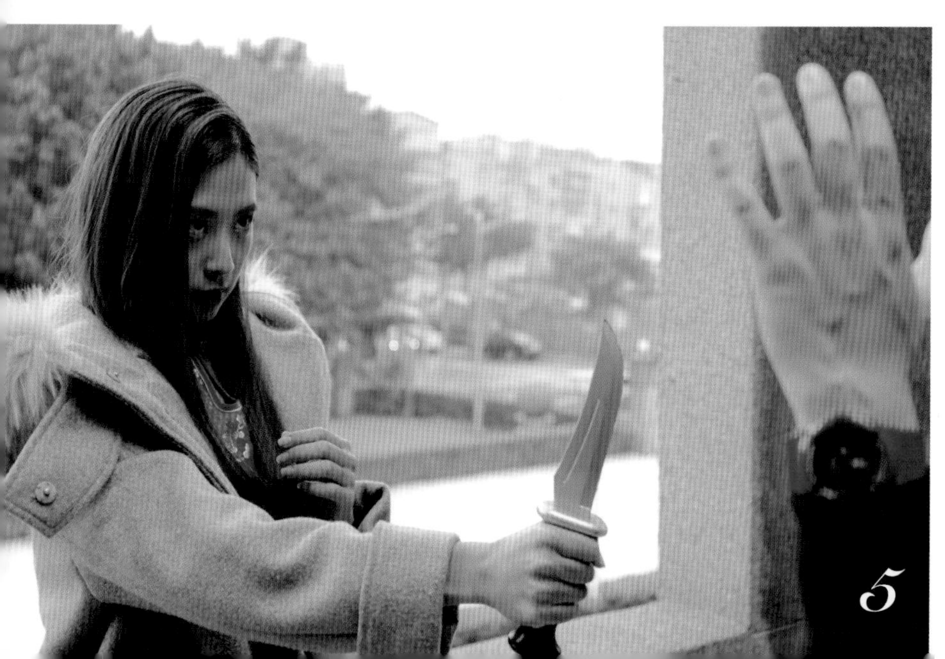

事情真的會這麼順利嗎 ...?

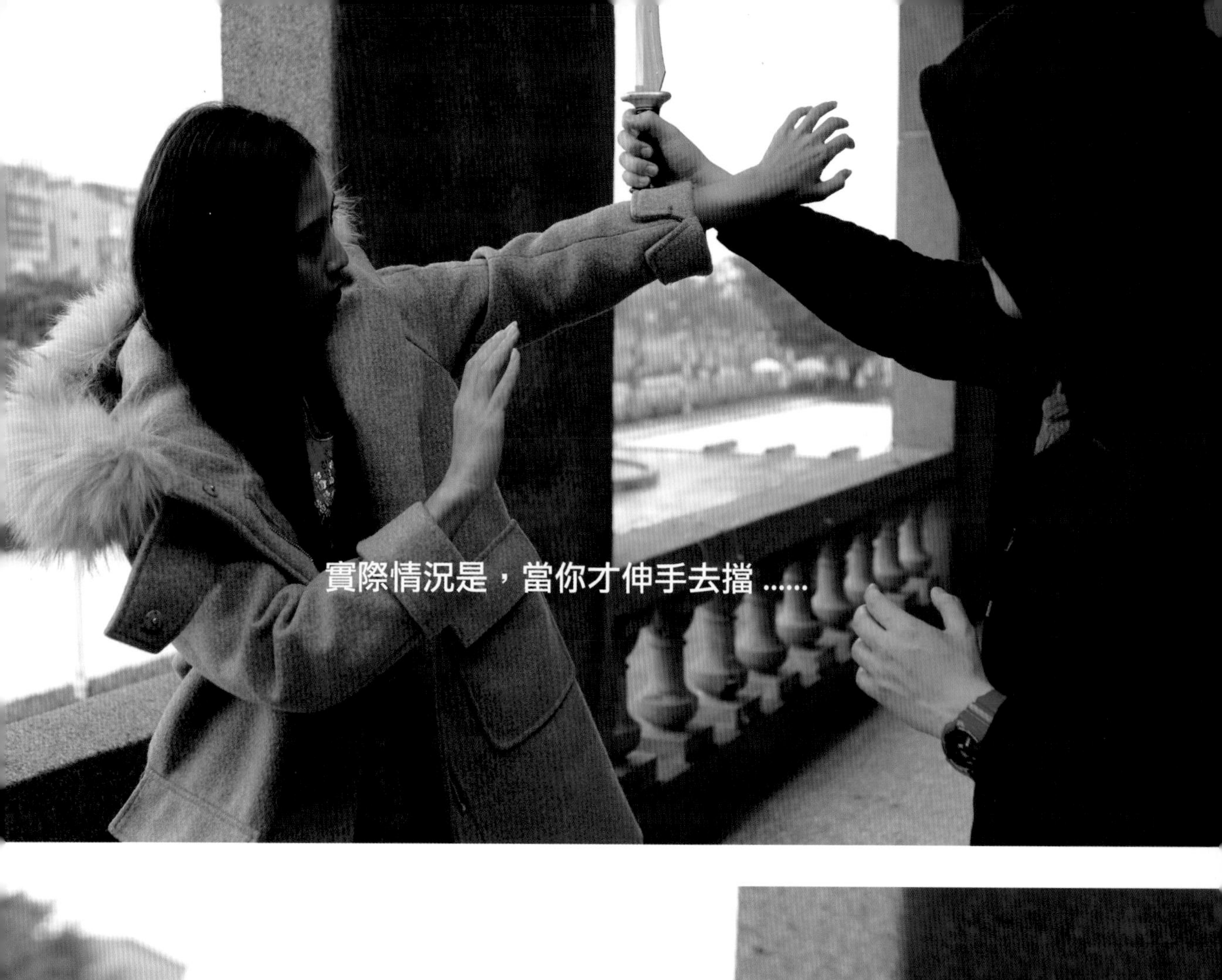
實際情況是，當你才伸手去擋 ......

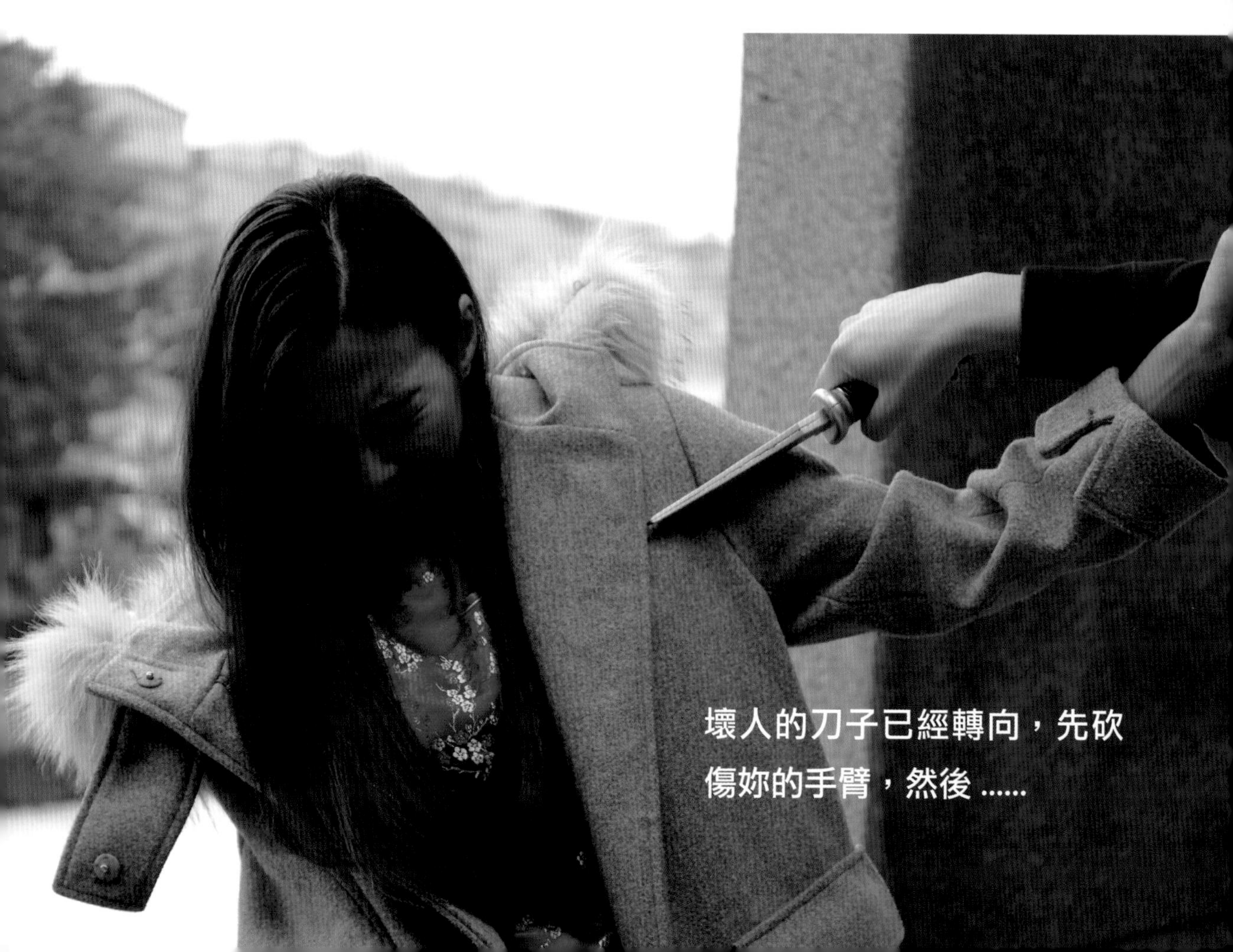
壞人的刀子已經轉向，先砍
傷妳的手臂，然後 ......

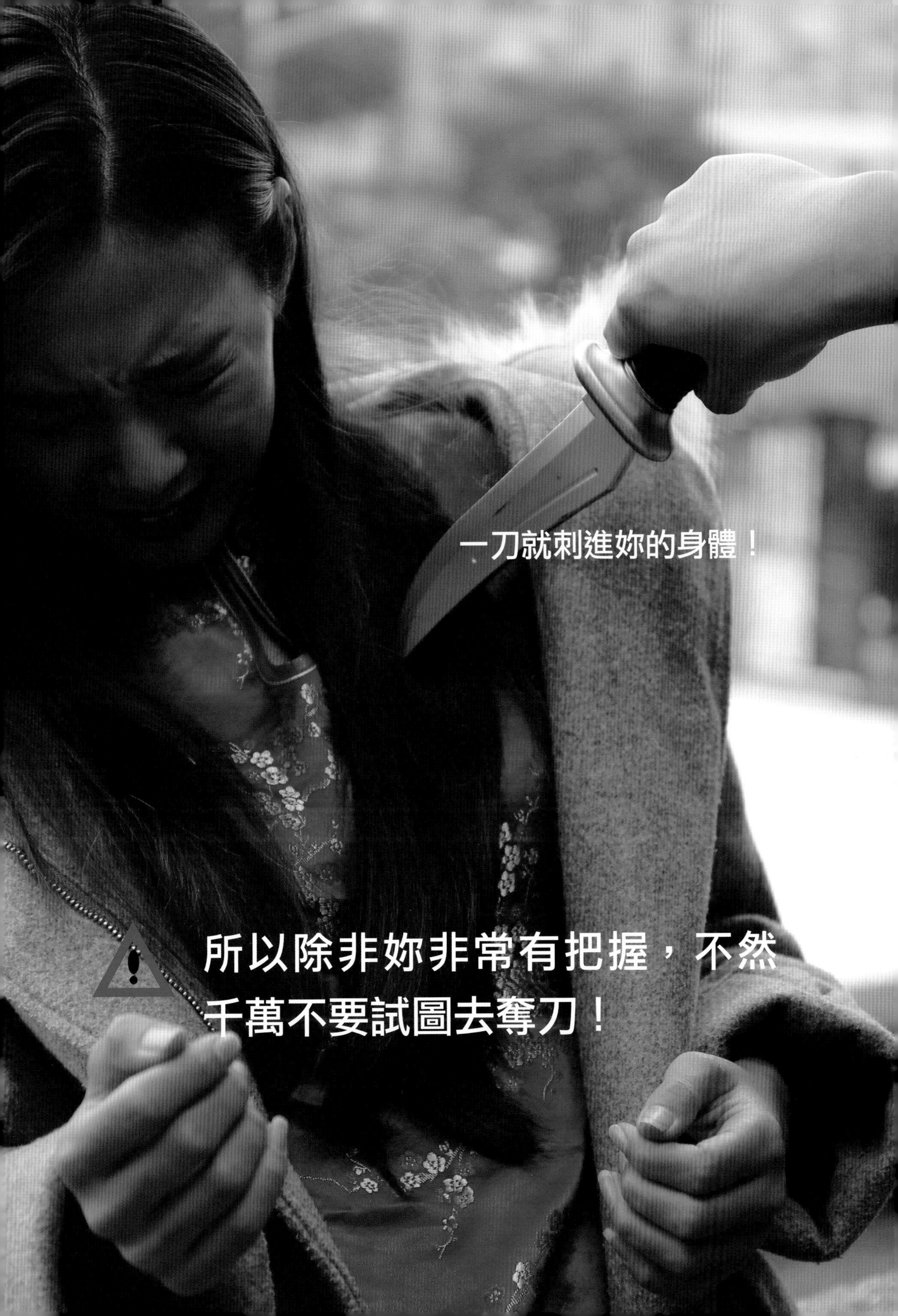

一刀就刺進妳的身體！

所以除非妳非常有把握，不然
千萬不要試圖去奪刀！

SUMMARY

本章所提及的技能都需要基礎扎實，讓自己的身體習慣出拳，習慣側踢，才能夠在緊要關頭發揮出來。單單看書是無法學會的，唯有搭配實際練習才有可能真的把這些技能變成自己身體的一部分。如果實在沒時間練習，至少要在心中建立一個觀念，當你在遇到危險時，想想本書所說的你可以怎麼反應，第一步是什麼！第二步是什麼！如此，你將不會再在遇到威脅時只是呆若木雞，任人宰割。

最後還是再次提醒，當別人攻擊你的時候，你已經在戰場上，唯有全力以赴，才有可能全身而退。切記！如果你在捷運上遇到鄭犯時還心存仁慈怕傷害到他，那你反而將被他奪去性命。我們都有愛護自己的家人，為他們而戰，讓自己活下來！

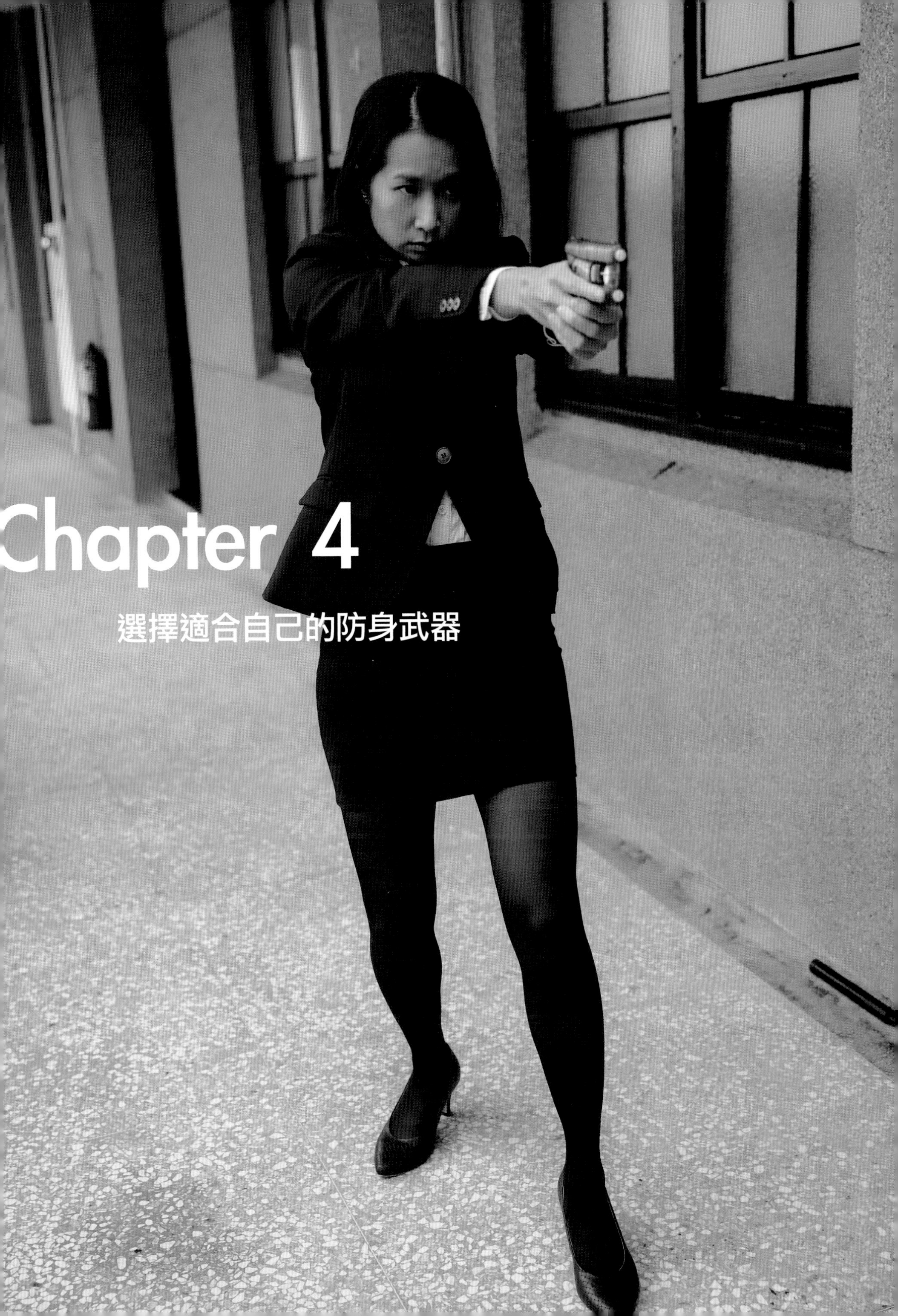

Chapter 4

選擇適合自己的防身武器

防狼噴霧

防狼噴霧是市面上最常見的防身武器。當需要使用時，記得要儘量將手臂伸出，離自己越遠越好。防狼噴霧在噴出時為放射狀，像殺蟲劑一般，只要是像風向不對等等各種原因，都會反過來噴到自己。尤其在密閉空間使用時更是可怕，可能暴徒沒有事，乘客全部中招。所以防狼噴霧是我比較不推薦的防身武器！

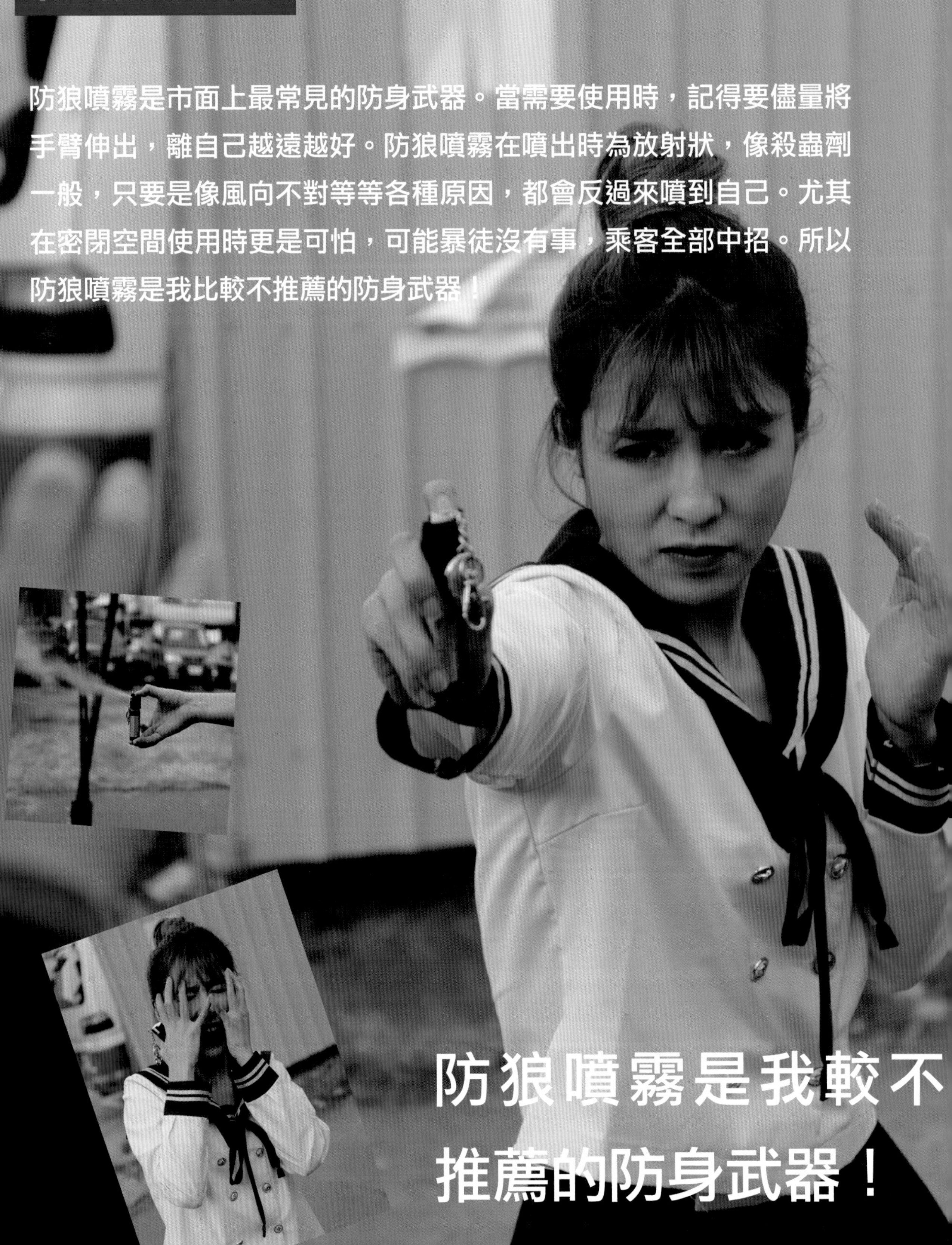

防狼噴霧是我較不推薦的防身武器！

防身筆

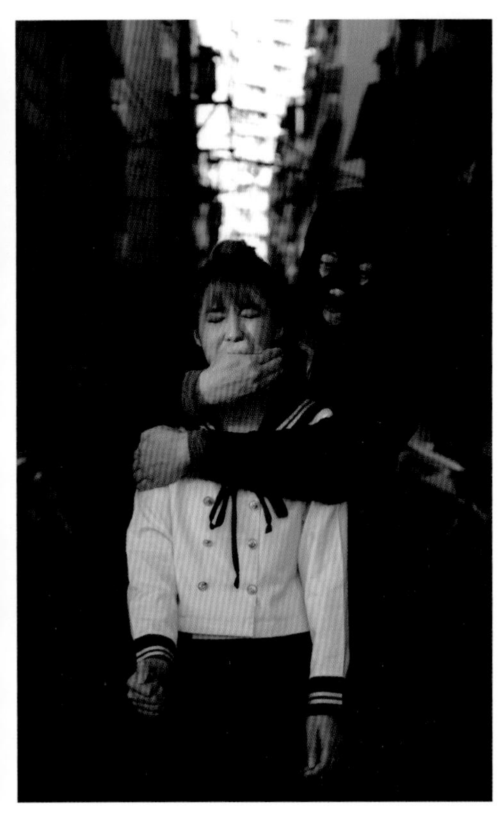

防身筆跟一般筆不同的地方是防身筆更堅固，在使用時可以更有殺傷力。但這樣的防身武器仍然需要具備一定的使用技巧才能發揮作用。當有人從後方抱住妳時，可立即用防身筆猛刺對方手臂，使對方鬆開。

當有人從後方抱住妳時，可立即用防身筆猛刺對方手臂。

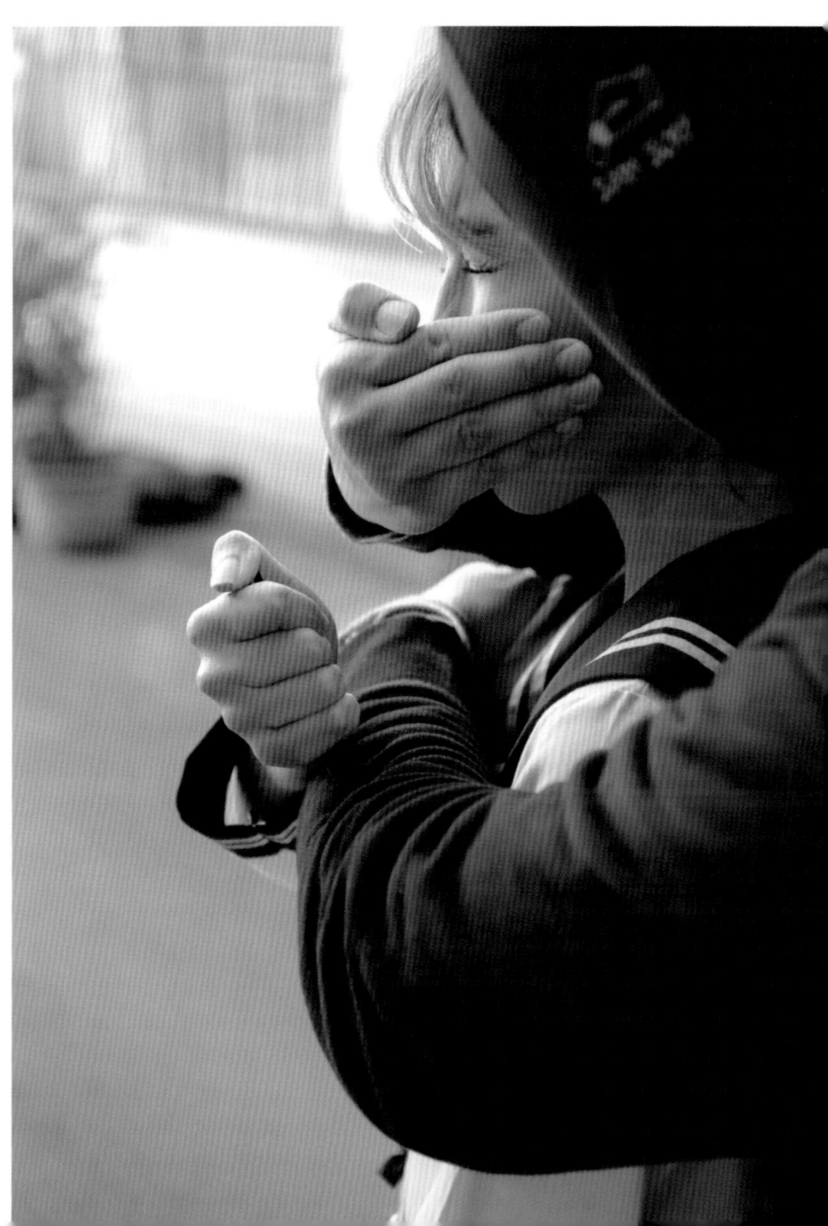

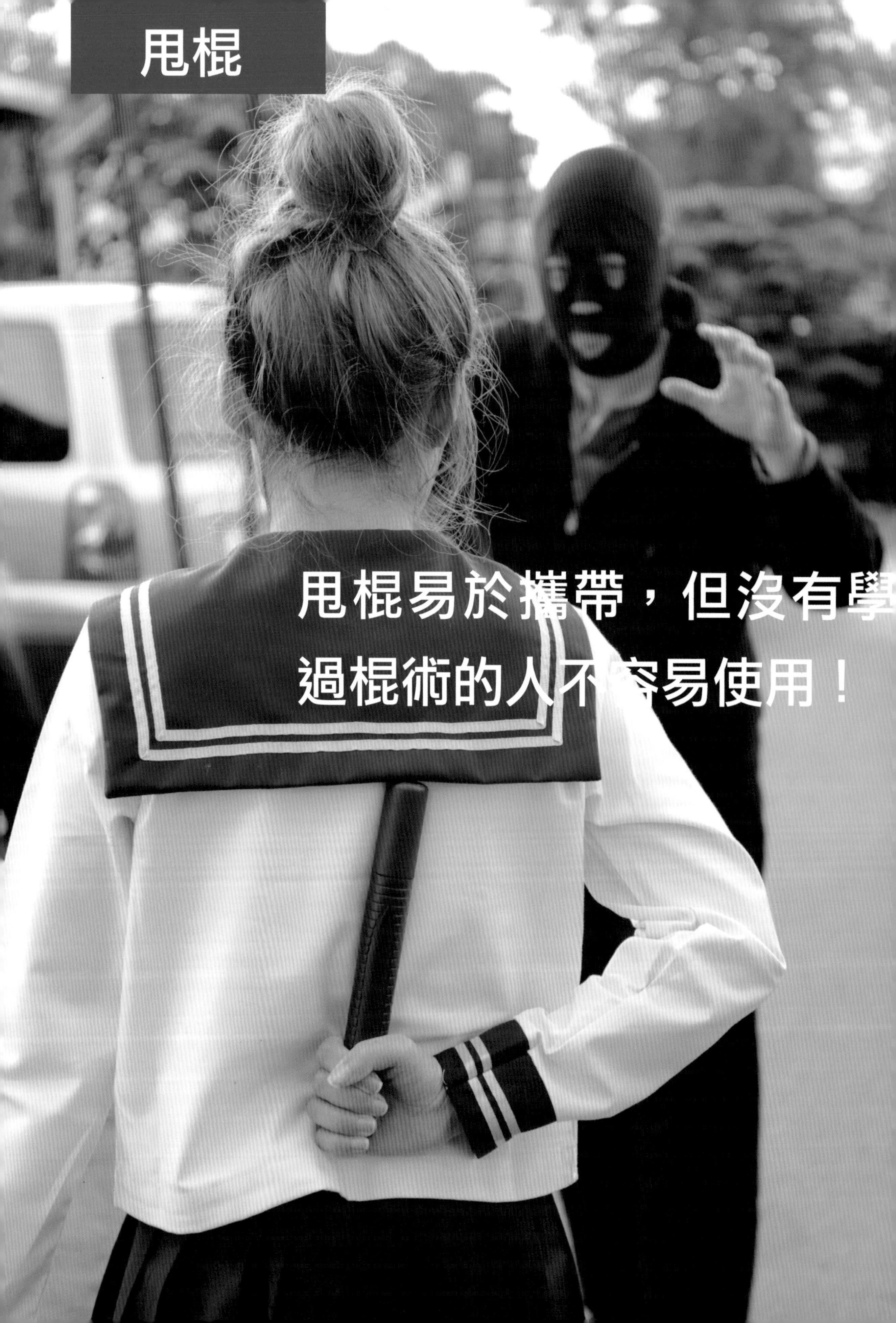

甩棍

甩棍易於攜帶，但沒有學過棍術的人不容易使用！

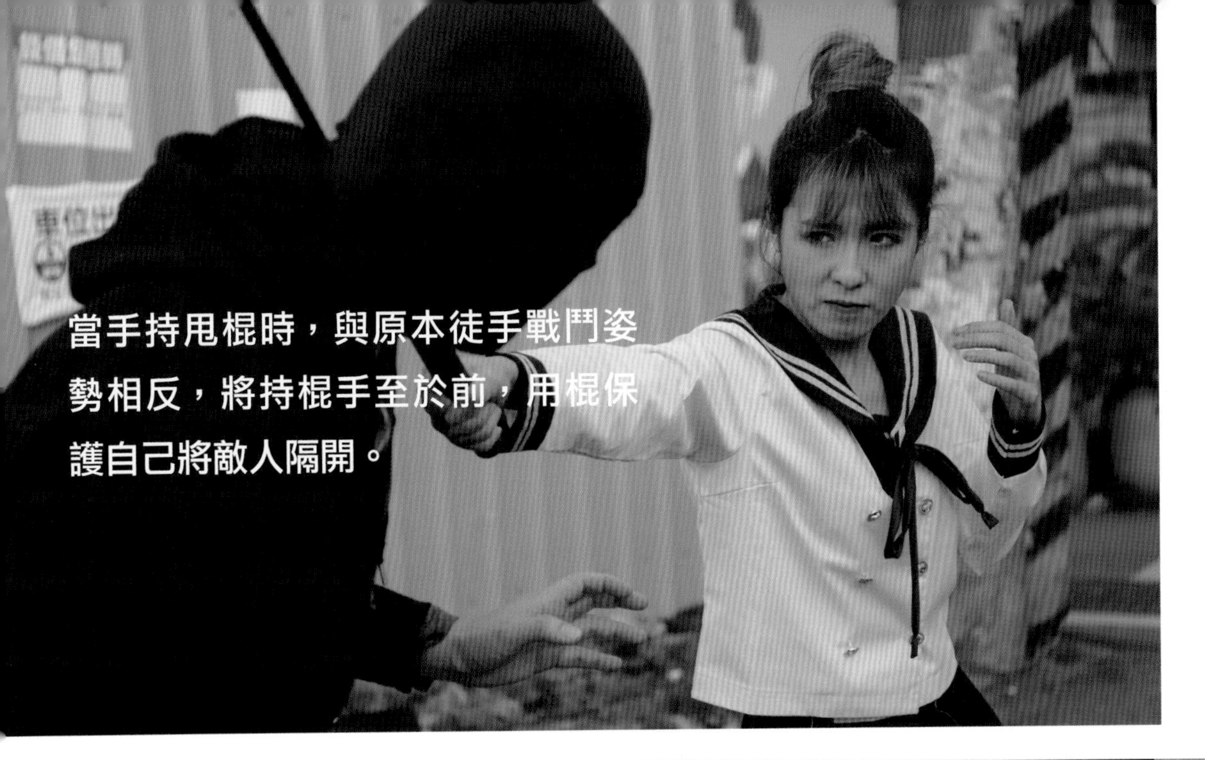

當手持甩棍時，與原本徒手戰鬥姿勢相反，將持棍手至於前，用棍保護自己將敵人隔開。

將棍在前方以打叉的方式揮舞，搭配腳步靈活攻擊敵人。
如果敵人有持武器，以攻擊敵人握著武器的那隻手優先，接著攻擊敵人頭部或喉部，最終為自己爭取逃走機會。

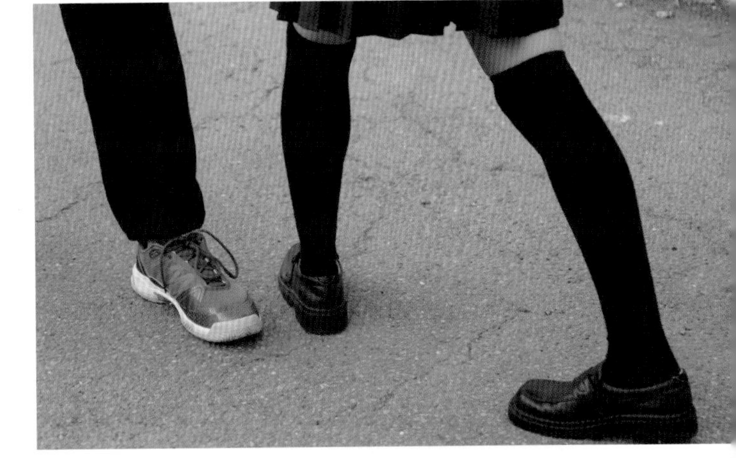

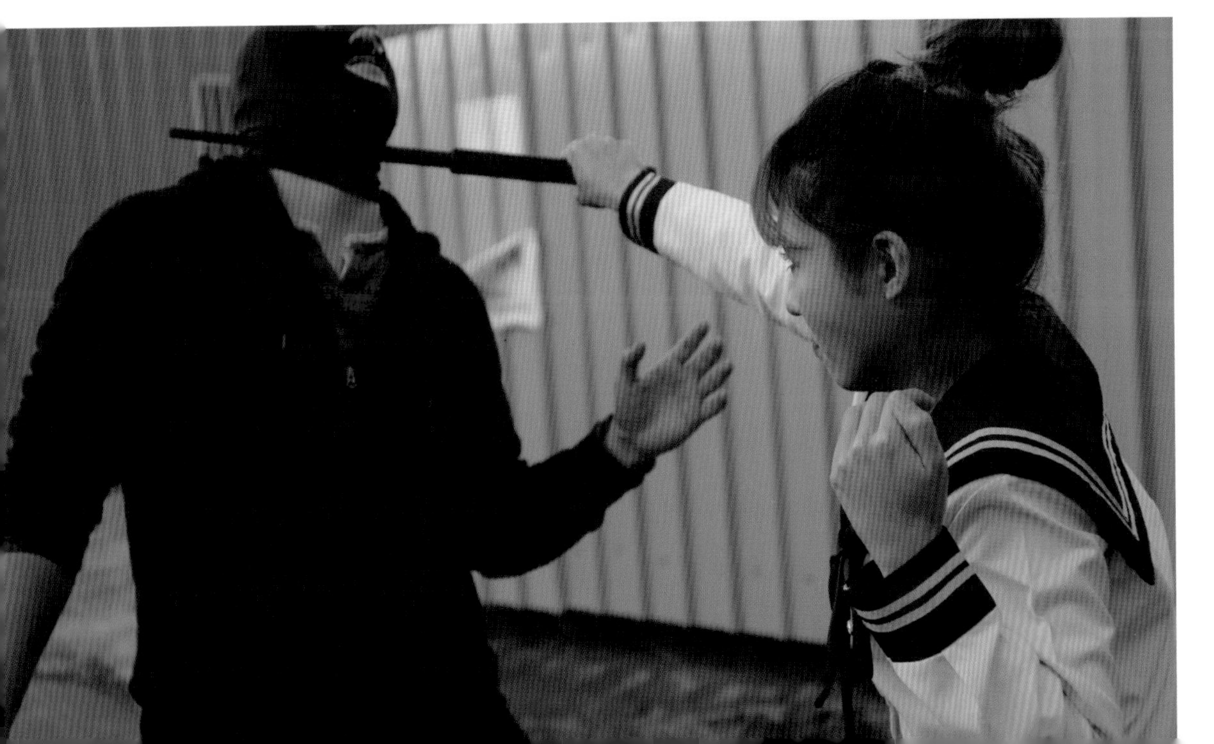

辣椒槍

辣椒槍射擊出的是辣椒液體，射速非常快，一旦射中敵人，即可讓敵人失去攻擊能力。

但使用者需要具備射擊技巧，才能真正發揮效用。

射擊姿勢可參考右圖，一手握槍，一手拖槍，手臂伸直瞄準，腳步站穩。

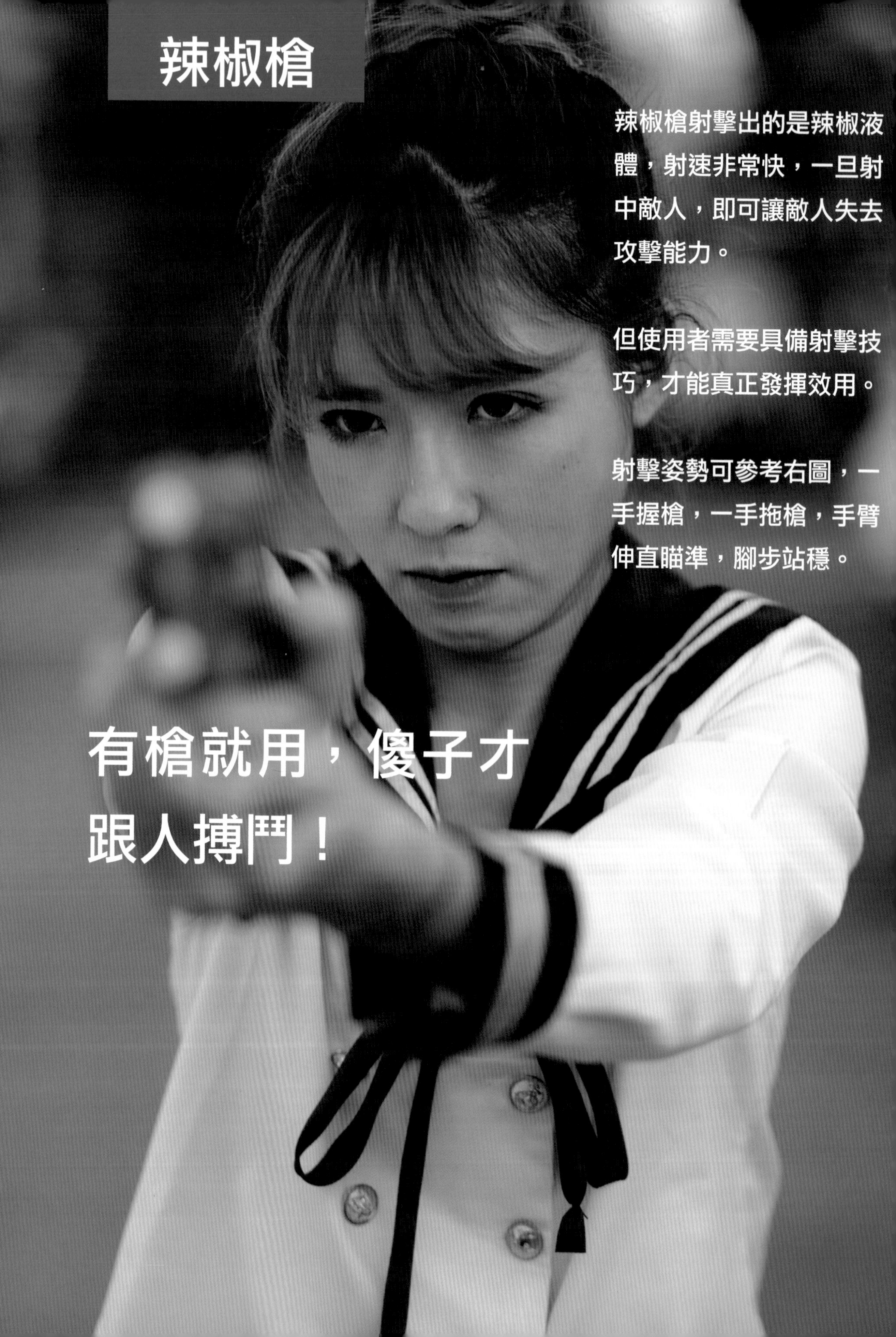

有槍就用，傻子才跟人搏鬥！

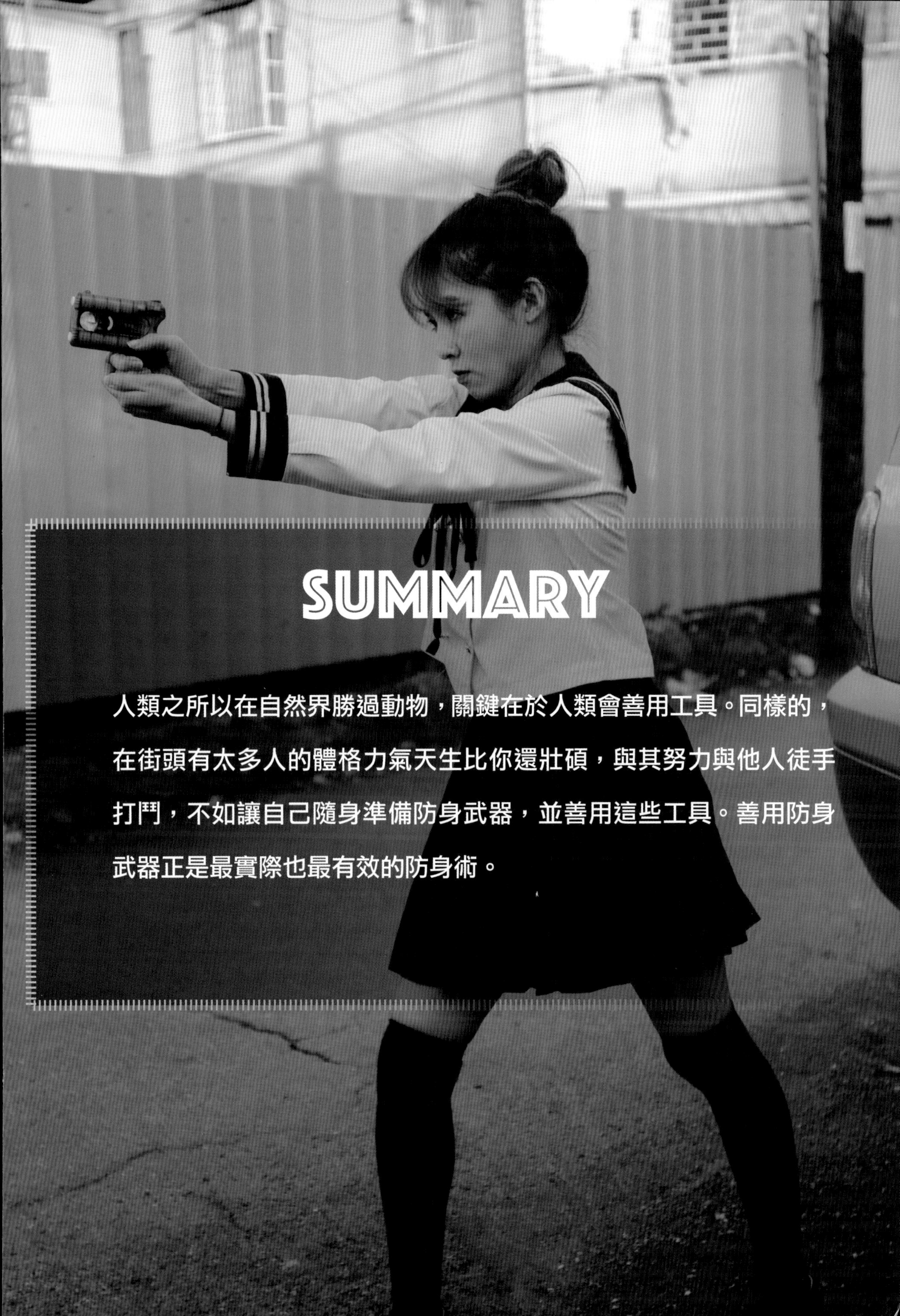

SUMMARY

人類之所以在自然界勝過動物，關鍵在於人類會善用工具。同樣的，在街頭有太多人的體格力氣天生比你還壯碩，與其努力與他人徒手打鬥，不如讓自己隨身準備防身武器，並善用這些工具。善用防身武器正是最實際也最有效的防身術。

CONCLUSION

看完本書，相信您已經對真實的搏鬥有了基本認識，就像是您現在剛看完一場精彩的足球比賽，腦中已經建立了對於規則與技法的各種概念。但是很遺憾的是，如果要你下場踢球，你還是無法踢好。『知道』和『做得到』從來都是兩回事。所以廢話不多說，如果你真的想學習，就開始在家練習吧！

如果想更正確的學習與實際與人實戰練習，則可以透過粉絲頁聯繫我了解上課資訊。

危險從來都隱藏在和平的表象裡。我希望能夠有越來越多人學會如何保護自己，讓不幸的社會事件減少。讓每個人能夠保護自己，保護家人，最終進而有能力保護需要幫助的人。

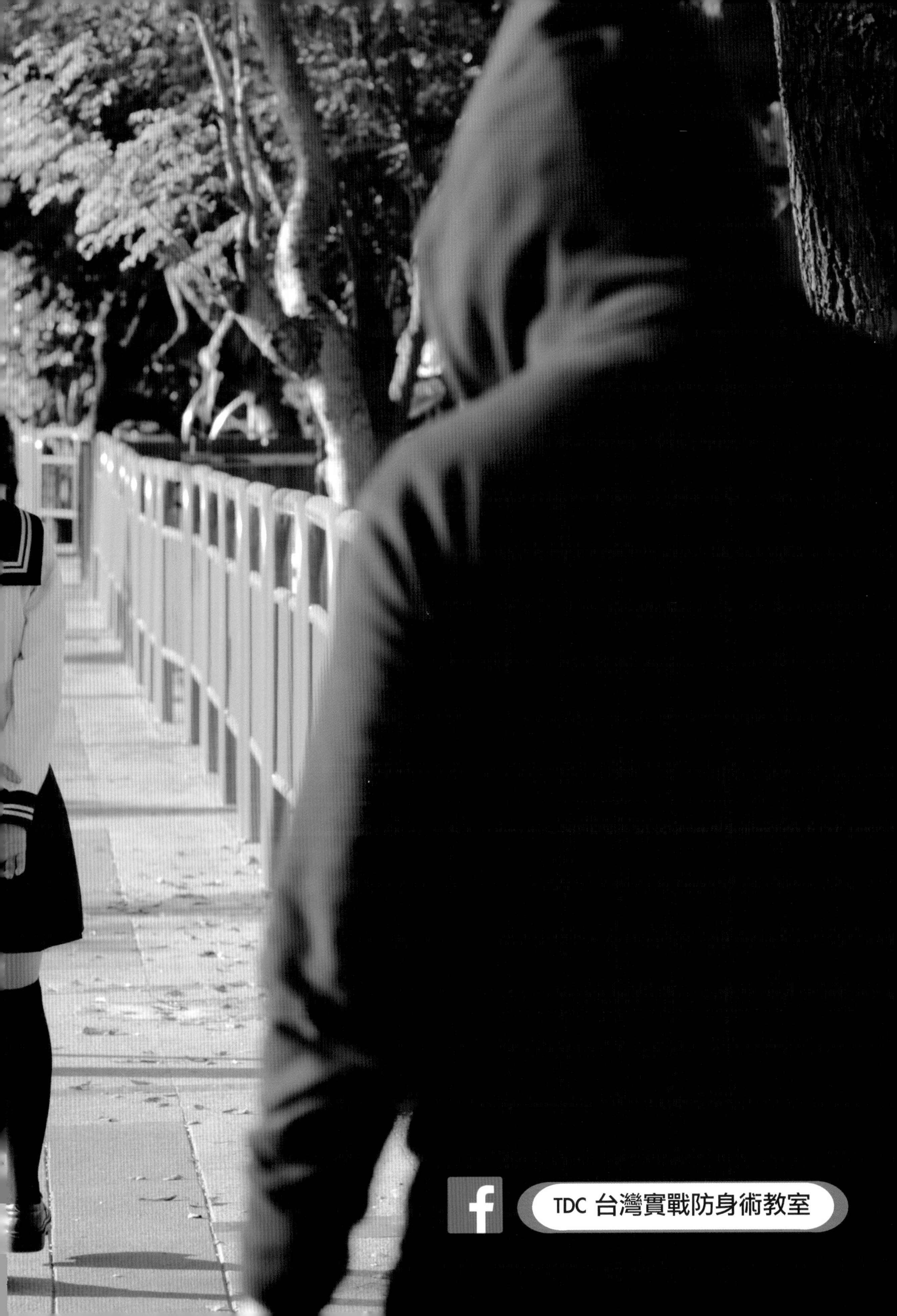
TDC 台灣實戰防身術教室

生死關頭防身術

作者：陳旭昇
攝影：吳致廷

出版者：陳旭昇
出版者電話：02-2790-8921
出版者地址：台北市內湖區新明路 355 號

代理經銷：白象文化事業有限公司
電話：04-22208589
地址：402 台中市東區和平街 228 巷 44 號

定價：新台幣 350 元正
ISBN：978-957-43-5506-8
初版一刷：2018 年 4 月

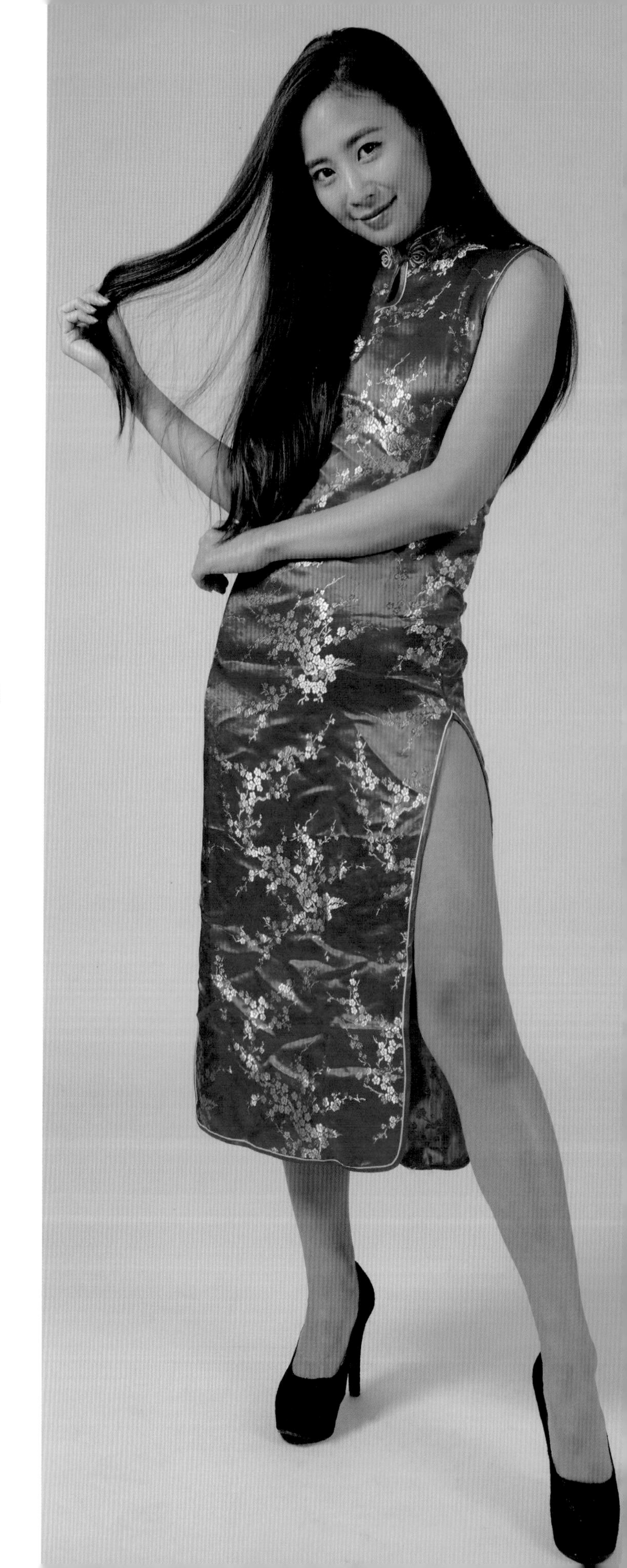